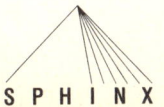

SPHINX

Das Buch

Akupressur ist eine einfache, auch von Laien anwendbare Methode, die bei vielen Beschwerden und Verletzungen zu einem raschen, den Heilungsprozeß fördernden Schmerzabbau führt. Sie findet mehr und mehr Eingang in die traditionelle westliche Medizin und wird in letzter Zeit auch von Sportmedizinern zur raschen und unmittelbaren Linderung von Schmerzen bei Verletzungen angewendet. Jeder der über 60 Behandlungsanweisungen zu häufig auftretenden Beschwerden, Krankheiten und Sportverletzungen, die in diesem Handbuch enthalten sind, ist eine Zeichnung gegenübergestellt, welche die Lage der Druckpunkte auf dem Körper und die der jeweiligen Körperstelle entsprechenden Ohrpunkte darstellt, so daß es für den Behandelnden ein leichtes ist, die richtigen Punkte zu finden. Eine allgemeine Beschreibung der Fingerdruckmassage sowie ein ausführliches Register garantieren ein sicheres und rasches Vorgehen.

Der Autor

Julian Kenyon wurde am 8. März 1947 in England geboren und absolvierte von 1965 bis 1970 sein Medizinstudium an der Liverpool University Medical School. Sein Interesse galt schon früh den alternativen Heilmethoden, darunter ganz speziell dem Gebiet der Akupunktur und Akupressur. Von 1976 bis 1980 führte er eine eigene Arztpraxis, was es ihm ermöglichte, sich vornehmlich der ganzheitlichen Medizin zu widmen. 1980 gründete er die British Medical Acupuncture Society, deren Präsident er bis vor kurzem war. Seine zahlreichen Veröffentlichungen zum Thema erschienen in internationalen Fachzeitschriften. Er führte zwei Ärztedelegationen in die Volksrepublik China und referierte auf verschiedenen Symposien im In- und Ausland. Julian Kenyon lebt und arbeitet gegenwärtig in Southhampton.

Julian Kenyon
AKUPRESSUR
ILLUSTRIERTES HANDBUCH

SPHINX

Aus dem Englischen von Monika Kind

Die Deutsche Bibliothek – CIP-Einheitsaufnahme
Kenyon, Julian:
Akupressur: illustriertes Handbuch / Julian Kenyon.
[Aus dem Engl. von Monika Kind]. – 2. Aufl. – Basel : Sphinx, 1993
Einheitssacht.: Acupressure techniques <dt.>
ISBN 3-85914-626-2

1993 2. Auflage
© 1989 Sphinx Verlag, Basel
Originaltitel: Acupressure Techniques
Erschienen bei Thorsons Publishing Group,
Wellingborough, England
© 1987 Julian N. Kenyon
Gestaltung: Charles Huguenin
Satz: Uhl + Massopust, Aalen
Herstellung: Clausen & Bosse, Leck
Printed in Germany
ISBN 3-85914-626-2

Inhalt

Für Rachel J.

Über den Umgang mit diesem Buch

Dieses Handbuch ist für den Hausgebrauch bestimmt. Es gibt dem Leser Anweisung, wie er sich selber bei einer großen Anzahl unterschiedlichster Beschwerden durch gezielten, festen Druck auf Akupunkturpunkte helfen kann. Hierbei ist zu beachten, daß die Punkte in der korrekten Richtung, entsprechend der Flußrichtung des Akupunktur-Meridians massiert werden. Diese ist auf allen Abbildungen durch Pfeile deutlich gekennzeichnet.

Kräftiger Druck mit dem Daumen ist die beste Methode zur Stimulierung der Akupunkturpunkte. Achten Sie vor allem darauf, tiefen, festen Druck, vorzugsweise mit dem Daumen, auszuüben. Wenn die Akupressur nicht von Anfang an als etwas schmerzhaft empfunden wird, dann sollte der Druck auf den betreffenden Punkt verstärkt werden, bis ein gewisser Schmerz spürbar wird. Dieser anfängliche Schmerz klingt bald ab.

Abb. 1 zeigt die Stimulierung des Punktes Dickdarm 4. Beachten Sie, daß die Massage in Richtung des Handgelenks verläuft, mit kräftigen Bewegungen in diese Richtung und verminderter Bewegung in die Gegenrichtung. Der Punkt sollte einige Minuten lang massiert werden, bis sich in ihm eine durchdringende, betäubende Schmerzempfindung einstellt. Dieser Punkt muß sorgfältig lokalisiert werden; oft wird er schon auf verstärkten Druck ansprechen. Sehr empfindliche Personen werden auf leichte Massage ansprechen; doch die meisten Menschen brauchen kräftigen tiefen Druck mit dem Daumen auf den entsprechenden Energiepunkt.

Jeder der für eine bestimmte Beschwerde angegebenen Punkte sollte in der vorgegebenen Reihenfolge massiert werden. Die Dauer einer Akupressurbehandlung variiert zwischen einer halben Minute bis zu zwanzig Minuten. Man kann sich durchaus selbst mit Akupressur behandeln; doch ist sie um einiges wirkungsvoller, wenn man sich von jemand

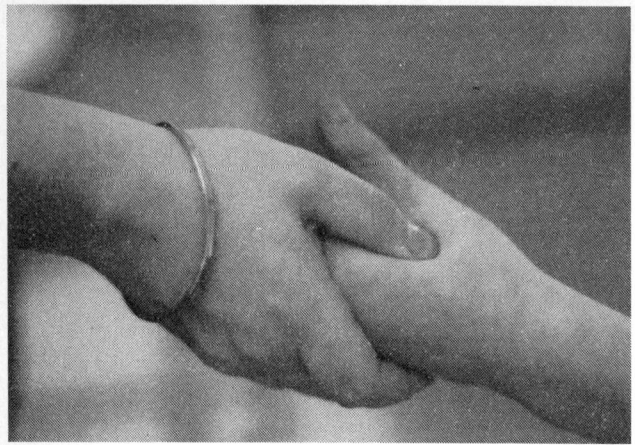

Abb. 1.   Anregung des Energiepunktes Dickdarm 4 durch Akupressur.

anderem behandeln läßt. Sollte der Punkt anfangs bei
tiefem Druck etwas schmerzen, so sollten Sie versuchen,
den Schmerz auszuhalten, da diese Empfindlichkeit bald
völlig nachläßt. Je mehr Sie imstande sind, ein gewisses
anfängliches Unbehagen zu Beginn jeder Akupressurbehandlung zu ertragen, um so bessere Erfolge erzielen Sie.

Wichtig ist auch die Stimulierung von Druckpunkten
am Ohr durch Akupressur, und sie wird am besten mit
einem stumpfen Gegenstand wie beispielsweise einem
Streichholz durchgeführt, obwohl auch ein Fingernagel
verwendet werden kann. *Abb. 2* und *3* zeigen die Stimulierung von Energiepunkten am Ohr.

Beim Ohr ist es besonders wichtig, zwei bis drei Minuten lang die entsprechende Stelle sehr eingehend mit dem
Daumennagel abzusuchen, bis ein empfindlicher Punkt
gefunden wurde. Der richtige Punkt ist stets etwas empfindlich. Ist er es nicht, so drücken Sie ziemlich sicher am
falschen Punkt zu. Beim Ohr ist absolute Präzision bei der
Punktbestimmung vonnöten. Es ist vorteilhafter für Sie, von

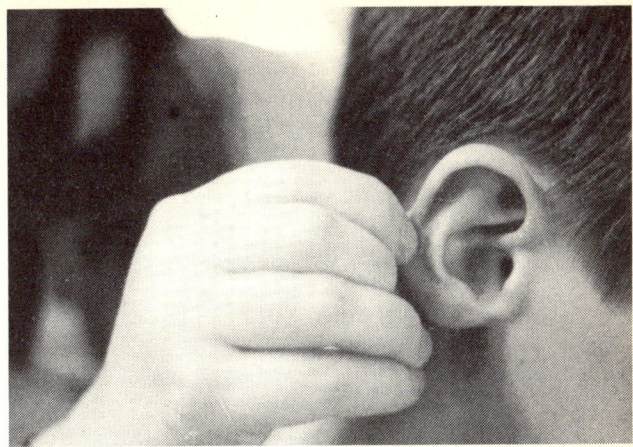

Abb. 2   Anregung eines Energiepunktes am Ohr durch Akupressur mit dem Fingernagel.

einer anderen Person Ohrakupressur zu erhalten, da sie für jemand anderen viel leichter durchzuführen ist.

Dieses Buch ist in doppelter Absicht geschrieben. Erstens möchte es eine wissenschaftliche Erklärung dafür liefern, auf welche Weise die Akupressur bei einer Vielzahl von Beschwerden Hilfe bringt. Zweitens wird es die Behandlung von annähernd dreißig der häufigsten Schmerzprobleme und dreißig weiteren geringfügigen Beschwerden erläutern.

Bei den meisten *chronischen* (seit langem oder länger als seit zwei Wochen bestehenden) Beschwerden ist eine Serie von möglicherweise bis zu zwanzig Behandlungen angezeigt. Bei den meisten *akuten* Beschwerden (die erst seit kurzer Zeit oder weniger als zwei Wochen bestehen), sind weniger Behandlungen, oft nur eine, erforderlich.

Im Index am Ende des Buches finden Sie unter dem Namen des jeweiligen Leidens die Angabe der betreffenden Seite, auf der die Druckpunkte angegeben sind. Sie sollten jeden Punkt 2 bis 3 Minuten lang oder aber so lange

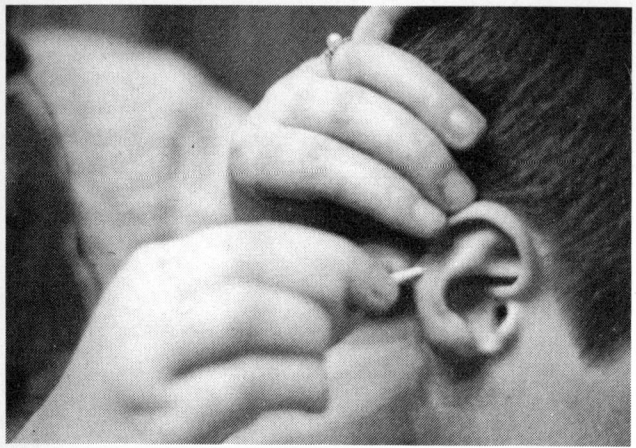

Abb. 3 Anregung eines Energiepunktes am Ohr durch Akupressur mit einem Streichholz.

drücken, bis sich dort eine durchdringende, betäubende Schmerzempfindung einstellt. Die Behandlung sollte täglich wiederholt werden, bis sich ein deutlicher Erfolg einstellt. Von da an können die Behandlungen in größeren Zeitabständen fortgesetzt werden.

Falls Ihr Leiden nicht auf die Behandlung anspricht, suchen Sie einen Arzt auf. Es könnte sich vor allem darum handeln, herauszufinden, ob Akupressur für Ihr Leiden die richtige Behandlung darstellt, was nicht immer der Fall ist.

Falls Sie ein mehr als vorübergehendes Interesse für Akupunktur hegen und über die derzeitigen Theorien und die Wirkungsweise der Behandlungen Bescheid wissen möchten, dann werden die Abschnitte vor dem Teil über die Behandlung spezieller Beschwerden für Sie von Interesse sein. Dieses Buch und die darin enthaltenen Informationen berechtigen in keiner Weise zur Eröffnung irgendeiner Praxis. Es handelt sich lediglich um einen einfachen und nützlichen Leitfaden zur Selbstbehandlung mit Akupressur bei einer Anzahl häufiger Beschwerden.

Die traditionelle Theorie der Akupunktur

Die Akupressur verdankt ihren Erfolg dem System der Akupunktur, deren Fortentwicklung sie darstellt. Daher ist es notwendig, kurz die Akupunktur vorzustellen, um genau zu verstehen, wie und wo Akupressur zuversichtlich angewandt werden kann.

Die Akupunktur ist ein sehr altes Heilsystem und bildet einen Teil der traditionellen chinesischen Heilkunde, zu welcher auch die Kräuterheilkunde zählt. Insofern war sie niemals eine unabhängige eigenständige Disziplin. Dessen ungeachtet zeitigt sie oft geradezu dramatische Erfolge bei vielen Leiden, die nicht auf herkömmliche Behandlungsmethoden ansprechen. Die Akupunktur findet in erster Linie Verwendung bei schmerzhaften chronischen Leiden, unter denen, neben Karies und Schnupfen, die Weltbevölkerung am meisten zu leiden hat. Dank ihrer Wirksamkeit überlebte die Akupunktur trotz bisweilen enormer Widrigkeiten. Sie wurde Anfang dieses Jahrhunderts von Gesetzes wegen in China verboten, wurde jedoch im Stillen mehr oder minder als Volksheilkunde weiter ausgeübt. In den letzten zwanzig Jahren nahm das Interesse der westlichen Ärzteschaft an der Akupunktur und Akupressur deutlich zu. Seitdem ist das Interesse der Mediziner für diesen Gegenstand stetig gewachsen, zusätzlich gefördert durch eine Reihe bedeutender Entdeckungen auf medizinischem Gebiet, die Licht auf die Wirkungsweise der Akupunktur werfen.

Die alten Chinesen sagten, daß Energie im Körper durch besondere Kanäle fließt, die Meridiane genannt werden. Dieser Energiefluß hat eine Richtung, welche bei jedem Meridian angegeben wird, von Punkt 1 bis zum höchsten Punkt des Meridians; so verläuft zum Beispiel der Blasenmeridian von Punkt 1 bis zu Punkt 67, und der Energiefluß verläuft von den Punkten 1 bis 67. Das muß bei der Ausübung von Akupressur beachtet werden, denn die

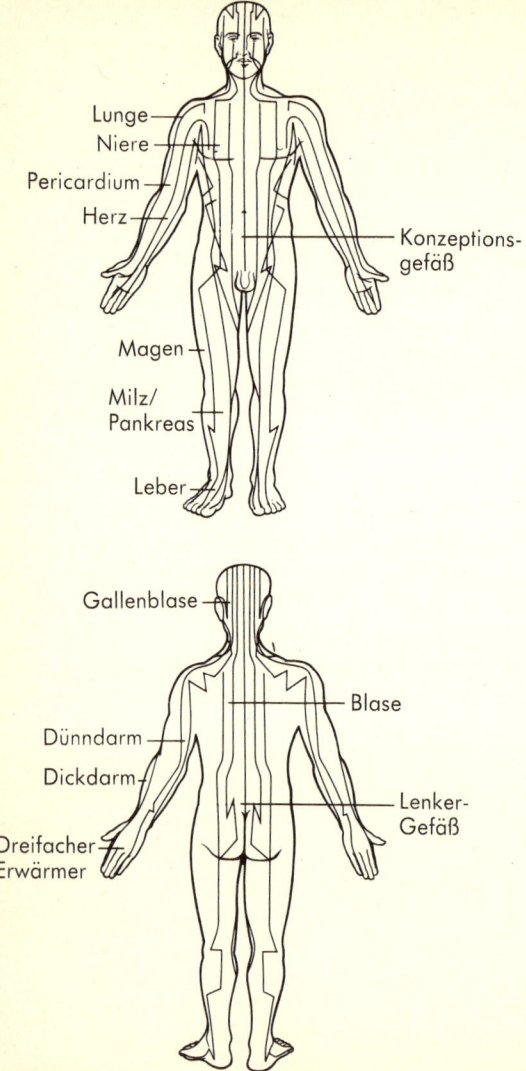

Vorder- und Rückansicht der Akupunkturmeridiane.

Massage muß in der Flußrichtung des Meridians verlaufen. Alle Abbildungen in diesem Buch zeigen neben jedem Punkt einen Pfeil, der die Richtung anzeigt, in der die Massage verlaufen muß. Es gibt gelegentlich Punkte, bei denen die Massage (im Uhrzeigersinn) kreisend durchgeführt werden soll, aber diese Punkte sind nicht sehr gebräuchlich.

Die alten Chinesen betrachteten das Energiegleichgewicht zwischen rechter und linker Körperhälfte, oberer und unterer Körperhälfte und Innen- und Außenseite des Körpers als von großer Wichtigkeit. Sie brachten diese Idee in ihrer Lehre von Yin und Yang zum Ausdruck, welche besagt, daß alles Bestehende eine Verschmelzung zweier polarer Gegensätze ist (diese Polaritäten werden als Yin und Yang bezeichnet). Yang wurde gleichgesetzt mit Aktivität, dem Feuer, der Sonnenseite eines Berges oder dem männlichen Prinzip, Yin mit der Materie, dem Wasser, der Schattenseite eines Berges oder dem weiblichen Prinzip. Man betrachtete das Gleichgewicht zwischen diesen zwei Gegensätzen als fluktuierend – anders gesagt, es ist ein dynamisches Gleichgewicht. Wenn ein Mensch im energetischen Sinne aus dem Gleichgewicht geraten war, dann beruhte die Behandlung darauf, dieses Energiegleichgewicht wiederherzustellen. Daher hatten die Chinesen eine wesentlich vitalistische Auffassung vom Körper und seiner Physiologie, in Übereinstimmung mit der alten Heilkunde vieler Völker. Man mache sich einmal klar, daß von allen medizinischen Systemen, die jemals bestanden haben und noch bestehen, die moderne westliche Medizin das einzige ist, dem nicht eine vitalistische Auffassung von Gesundheit und Krankheit zugrundeliegt!

Die Chinesen entwickelten ein äußerst komplexes und raffiniertes System empirischer Gesetzmäßigkeiten, das auf unzähligen Beobachtungen von Krankheiten und wie sie auf Behandlung ansprechen beruhte, was zu einer Anzahl von Grundregeln für den Arzt führte, wie das Befinden des

Patienten zu bessern sei. Das Erstaunliche ist, daß die
Anwendung dieser anscheinend sonderbar klingenden
Regeln bei einer signifikant großen Anzahl von Menschen
zu wirken scheint. Andernfalls wäre die Akupunktur nicht
sowohl in westlichen wie in östlichen Kulturen in so weitge-
hendem Maße übernommen worden.

Die Chinesen sagten auch, daß die Energie oder
Lebenskraft (chinesisch Chi) frei durch die Meridiane flie-
ßen müsse. Wenn irgendwo eine Unterbrechung in diesem
Fluß auftritt, ist Krankheit die Folge. Zum Beispiel ist die
traditionelle chinesische Ansicht von Rückenschmerzen,
daß das im Blasenmeridian (der über den Rücken verläuft,
wie das nebenstehende Diagramm zeigt) kreisende Chi
irgendwo steckengeblieben ist. Das einfachste Mittel, um
dies zu beheben, besteht darin, eine Nadel in die schmerzende Stelle zu stechen und dadurch den Fluß wieder in
Gang zu setzen. Sonderbarerweise wirkt dieses relativ grobe
Verfahren bei einer genügend großen Zahl von Fällen, um
mehr als nur vorübergehendes Interesse zu wecken.

Jeder Meridian ist einem bestimmten Organ zugeord-
net, und der Energiefluß in diesem Meridian zeigt den
funktionellen Zustand des betreffenden Organs an. Anders
gesagt, wenn man eine Nadel in einen Punkt auf dem
Lebermeridian sticht, so kann man damit rechnen, die
Leberfunktion zu beeinflussen, wobei die Wirkung von der
Verfassung des Patienten zur Zeit der Behandlung und von
dem speziellen Punkt abhängt.

Im Behandlungsteil des Buches und bei den Abbildun-
gen werden eine Reihe von Abkürzungen verwendet, die in
der nachfolgenden Liste aufgezählt und erläutert werden.
Es gibt zwölf paarweise Meridiane, von denen sechs über die
Arme zum Rumpf verlaufen und sechs die Beine auf- und
abwärts und über den Rumpf verlaufen. Es gibt zwei
Einzelmeridiane, von denen der eine über die vordere
Mittellinie des Rumpfes und der andere über die hintere
Mittellinie des Rumpfes verläuft.

Abkürzungen für die Beinmeridiane

G = Gallenblase
B = Blase
N = Niere
Le = Leber
M = Magen
MP = Milz/Pankreas

Die sechs paarweisen Armmeridiane

Di = Dickdarm
Dü = Dünndarm
H = Herz
P = Perikard
3E = Dreifacher Erwärmer
L = Lunge

Unpaarige Meridiane

KG = Konzeptionsgefäß
LG = Lenkergefäß

Durch die Anwendung von Akupressur können Sie Punkte anregen, an denen der Energiefluß blockiert ist, einfach indem Sie eine Druckmassage entsprechend der Flußrichtung des Meridians ausüben. Die Akupressur wird, obwohl minder wirkungsvoll als eine Nadel, in vielen Fällen ihre Wirkung zeitigen. *Auf gar keinen Fall sollten Sie sich selber Akupunkturnadeln zu setzen versuchen! Überlassen Sie dies einem qualifizierten Arzt oder Heilpraktiker!*

Ohr-Akupunktur

Die Chinesen entdeckten, daß in einigen Fällen Schmerzen in einem beliebigen Teil des Körpers rasch und wirksam behandelt werden können, indem man Nadeln in entsprechende Punkte auf der Ohrmuschel sticht. Neuere Forschungen haben ergeben, daß die Ohrmuschel eine umgekehrte Wiedergabe des Körpers darstellt (vgl. Abb.).

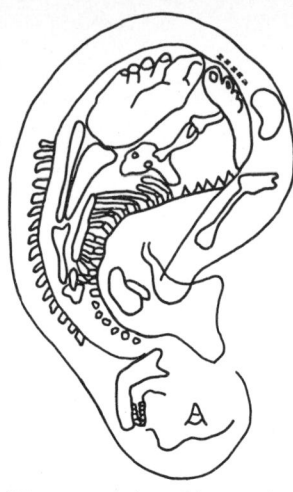

Darstellung des Körpers auf dem Ohr zur Auffindung von Ohrpunkte.

Alles, was Sie tun müssen, ist, die Problemstelle und
die entsprechende Stelle am Ohr gemäß Abbildung ausfin-
dig zu machen und den Punkt zu behandeln. In manchen
Fällen stellt sich der Erfolg fast augenblicklich ein. Doch ist
große Genauigkeit vonnöten beim Orten des Punktes, da
das Ohr im Verhältnis zum Körper sehr klein ist. Eine
einfache Methode, die auf der Beobachtung basiert, daß
Ohrpunkte empfindlich auf Druck reagieren, besteht darin,
mit einem stumpfen Suchgerät wie z. B. einem Streichholz
oder einem Fingernagel zu drücken. Indem Sie sehr sorgfältig den Bereich des Ohres absuchen, wo Sie den betreffenden Energiepunkt, der Abbildung entsprechend, vermuten,
sollten Sie einen speziellen Punkt finden, der empfindlicher
reagiert als seine Umgebung. Behandeln Sie nur solche
Punkte, die auf Druck ansprechen. Behandeln Sie dasjenige
Ohr, das auf der selben Körperseite ist wie die Beschwerde;
d. h. das rechte Ohr für Beschwerden auf der rechten
Körperhälfte und das linke für Beschwerden auf der linken.

Wenn die Beschwerden die Körpermitte betreffen, wie zum Beispiel bei manchen Rückenschmerzen, so ist bei Rechtshändern das rechte und bei Linkshändern das linke Ohr zu behandeln.

Ohr-Akupressur ist äußerst wirksam, vorausgesetzt, daß man einige Minuten lang sorgfältig nach dem geeigneten Punkt sucht. Wenn ein Punkt nicht weh tut, dann ist es fast sicher der falsche.

Wie funktioniert Akupressur?

Zur Zeit gibt es zwei Theorien, um die Funktionsweise der Akupunktur zu erklären; die Gate-Control-Theorie und die Theorie der Neuro-Endokrine.

Die Gate-Control-Schmerztheorie

Nervenfasern sind wie große Kabelbündel verschiedenen Umfangs, manche dick und manche dünn. Die dünnen Fasern übertragen Schmerzsignale, während die dicken die Berührungssignale übertragen. Man hat experimentell herausgefunden, daß bei einer Verstärkung der Impulsübertragung in den dicken (Berührungs-)Fasern die Leitung in den dünnen (Schmerz-)Fasern durch Verschluß eines Zugangs (*gate*) aus spezifischen Nervenzellen im Rückenmark selektiv blockiert wird. Dies bietet also ein nützliches Mittel zur Schmerzkontrolle, einfach indem man irgendetwas anwendet, das die Übertragung in den Berührungsfasern steigert. Deshalb auch trägt kräftiger Druck über einem verletzten Knie zur Schmerzlinderung bei. Man hat herausgefunden, daß Akupunktur die Übertragung in den dicken (Berührungs-)Fasern deutlich verstärkt. Mit Akupressur erreicht man dasselbe, vorausgesetzt, der Druck ist stark genug.

Neuroendokrine Theorien

Eine der faszinierendsten Entdeckungen der jüngsten Zeit im Zusammenhang mit Akupunktur ergibt, daß das Nadeln von Akupunkturpunkten (Energiepunkten) den

Körper veranlaßt, sein eigenes natürliches Narkotikum namens Endorphin auszuschütten. Endorphin ist ein Eiweißmolekül mit sehr starken schmerzstillenden Eigenschaften. Es wird von vielen Teilen des Nervensystems freigesetzt und hängt auch mit dem Endokrin- oder Drüsensystem zusammen, daher die Bezeichnung *neuroendokrin*. Es hat sich herausgestellt, daß die Freisetzung von Endorphin einige der Behandlungserfolge nach Akupressur teilweise erklärt.

Andere Theorien

Die interessantesten Erklärungen ergeben sich aus den Untersuchungen von geringfügigen elektrischen Änderungen über Akupunkturpunkten, welche, wie sich gezeigt hat, Auswirkungen haben können, die weit über die winzige elektrische Änderung an dem Punkt hinausgehen, durch den diese Wirkungen ausgelöst werden. Es ist ein neues Forschungsgebiet, das sich darauf konzentriert, subtile elektrische Veränderungen über diesen Energiepunkten zu untersuchen. Man weiß heute, daß Akupunkturpunkte (Energiepunkte) Stellen mit niedrigem Hautwiderstand sind, das heißt, daß diese Hautstellen besser Elektrizität in den Körper leiten als die umgebende Haut, und so wurde eine Anzahl von Methoden entwickelt, elektrische Ladung auf Akupunkturpunkte anzuwenden. Eine andere Untersuchungsmethode besteht darin, die Punkte mit Hilfe hochentwickelter fotografischer Technologie sichtbar zu machen. Hierbei erscheinen die Punkte wie elektrische Poren auf der Haut.

Wenn man diese Punkte von der Seite her betrachtet – das heißt, indem die Kamera die Haut entlangfährt – zeigt sich noch eine andere interessante Eigenschaft: ein Lichtschein über dem Energiepunkt. Vorläufige Untersuchungen ergaben, daß dieser Lichtschein aus elektrisch geladenen Teilchen, den Ionen, besteht. Manchmal sind dies vorwiegend negative und manchmal vorwiegend positive Ionen.

Die Behandlung spezifischer Beschwerden

Dieser Abschnitt gliedert sich in die folgenden Teile:

1 Allgemeine schmerzhafte Funktionsstörungen
2 Hals-, Nasen- und Ohrenleiden
3 Herz- und Kreislaufstörungen
4 Störungen des Bauchraums
5 Hautprobleme
6 Erkrankungen der Atemwege
7 Probleme des Urogenitalsystems
8 Verschiedene Beschwerden
9 Sportverletzungen

Sie können entweder den Abschnitt aufsuchen, der sich auf Ihr Leiden bezieht und von den angegebenen Punkten Gebrauch machen oder Ihre Beschwerde im Register nachschlagen.

Dieses Buch beansprucht nicht, die aufgeführten Beschwerden zu heilen, es zeigt lediglich einfache Wege zur Linderung dieser Beschwerden auf. In einigen Fällen wird dies zur Heilung führen, in anderen mag es nur Erleichterung bringen und in einigen Fällen wird es sogar keinerlei Wirkung zeitigen. Es wird nachdrücklich auf die Notwendigkeit einer Diagnose hingewiesen; falls Sie also nicht wissen, was Ihre Beschwerde verursacht, so holen Sie bitte die Ansicht eines Arztes ein, bevor Sie damit beginnen, sich selbst zu behandeln.

Denken Sie daran, daß Schmerz oft ein Warnsignal des Körpers ist, welches beachtet werden muß. In der Mehrzahl der Fälle, in denen Schmerz verspürt wird, ist die Ursache bekannt; so wenn zum Beispiel ein Rückenschaden vorliegt oder Osteoarthritis. In solchen Fällen hat der Schmerz seine nützliche Warnfunktion verloren und muß irgendwie behandelt werden.

1 Allgemeine schmerzhafte Funktionsstörungen

Man kann unterscheiden zwischen akuten Schmerzen (die erst vor kurzem und nicht länger als seit zwei Wochen aufgetreten sind) und chronischen Schmerzen (die seit über zwei Wochen andauern). Sie können die unterschiedlichsten Ursachen haben, weshalb eine Diagnose hier wichtig ist. Sofern Sie wissen, daß Ihre Schmerzen von einem arthritischen Gelenk kommen, ist es vernünftig, mit einer Behandlung zu beginnen. Falls Ihnen jedoch die Ursache nicht bekannt ist, brauchen Sie ein ärztliches Gutachten, bevor Sie daran denken können, sie zu behandeln.

Sportverletzungen, Zerrungen und Verstauchungen

Dies sind häufige und oft akut schmerzhafte Beschwerden. Die Ursache ist immer bekannt und daher kann sofort mit der Behandlung begonnen werden, vorausgesetzt, daß die Möglichkeit irgendeiner Knochenverletzung wie z. B. einer Fraktur durch eine Röntgenuntersuchung ausgeschlossen wurde. Es ist sehr wichtig, solche Verletzungen möglichst umgehend zu behandeln, da hierdurch die Möglichkeit, daß sich die Verletzung zu einem chronischen Problem auswächst, sehr verringert wird. Sportverletzungen werden insbesondere in Abschnitt 9 berücksichtigt.

Arthritis

Arthritis ist vielleicht die häufigste Ursache chronischer Schmerzen. Es gibt zwei hauptsächliche Formen von Arthritis: Osteoarthritis, die, volkstümlich ausgedrückt, auf Verschleiß zurückzuführen ist, und rheumatoide Arthritis, eine Form der Arthritis, die mit Entzündung der Gelenke einhergeht. Osteoarthritische Schmerzen werden besser auf Akupressur ansprechen als Schmerzen aufgrund von rheumatoider Arthritis. Das soll nicht heißen, daß unter rheumatoider Arthritis Leidende nicht davon profitieren können.

Rückenschmerzen

Rückenschmerzen sind der Hauptgrund für Arbeits-
ausfälle. Der Schmerz wird gewöhnlich von einer oder
mehreren abgenutzten Bandscheiben im unteren Teil der
Wirbelsäule verursacht. Manchmal geht er mit Osteoarthritis der Wirbelsäule einher. Akupressur ist eine ausgezeichnete Methode zur Behandlung dieser Art Schmerzen und
sollte den Ausfall von Arbeitsstunden reduzieren.

Grundregeln für die Anwendung von Akupressur

1. Behandeln Sie stets die empfindlichen Punkte der
schmerzenden Körperregion, die von den Chinesen Ah Shi
(wörtl.: «Aua»-Punkte) genannt werden. Man findet sie
durch kräftigen Druck auf die schmerzende Körperregion,
wobei man jene Stellen beachtet, die besonders empfindlich
sind. Entscheidend ist es, fest genug zu drücken, um eine
anfängliche Empfindlichkeit hervorzurufen, da erst hierdurch die Behandlung ihre volle Wirkung entfaltet.
2. Bei akuten Beschwerden (die seit weniger als zwei
Wochen bestehen) ist nur eine geringe Anzahl von Behandlungen erforderlich, vielleicht zwei oder drei.
3. Bei chronischen Beschwerden (die seit mehr als zwei
Wochen bestehen) sind unter Umständen wesentlich mehr
Behandlungen nötig – vielleicht bis zu zwanzig.
4. Bei akuten Beschwerden kann stündlich behandelt
werden.
5. Bei chronischen Beschwerden soll die Behandlung
zwei- bis dreimal wöchentlich erfolgen. Bessert sich der
Zustand, können die Abstände zwischen den Behandlungen
erweitert werden.
6. Die Behandlung ist wirksamer, wenn jemand anders
für Sie die entsprechenden Akupunkturpunkte massiert,
vor allem dann, wenn es sich um schwer erreichbare Punkte
wie beispielsweise am Rücken handelt.

Vergessen Sie nicht, tiefen, festen Druck auszuüben!

Kopfschmerz (Migräne) Stirn

Diese Punkte sind für alle Kopfschmerzen zu pressen, die im Stirnbereich des Kopfes auftreten. Behandeln Sie stets auch die empfindlichen Punkte der Schmerzzone.

Migräne ist eine besondere Form von Kopfschmerz, die oft viele Stunden andauert und mit Augenflimmern, Übelkeit und Erbrechen einhergeht. Beim Auftreten einer Migräne behandeln Sie die angegebenen Punkte, sobald irgendwelche Warnsignale (Augenflimmern u. a.) auftreten, auch wenn die Kopfschmerzen noch nicht eingesetzt haben.

Behandeln Sie jeden Punkt einige Minuten lang. Während eines Migräneanfalls kann man die Behandlung alle 3 bis 4 Stunden wiederholen. In allen Fällen sollten Sie die empfindlichen Punkte der Schmerzzone (Ah Shi-Punkte) behandeln. Für die Ohrpunkte sondiere man mit einem stumpfen Gegenstand wie z. B. einem Streichholz oder einem Fingernagel, um den empfindlichsten Punkt zu finden. Stimulieren Sie ihn kräftig mit dem Fingernagel oder der Streichholzspitze.

Punkte:
    B2, Yintang, G14, Di4, Le3, M36 + Ohrpunkt.

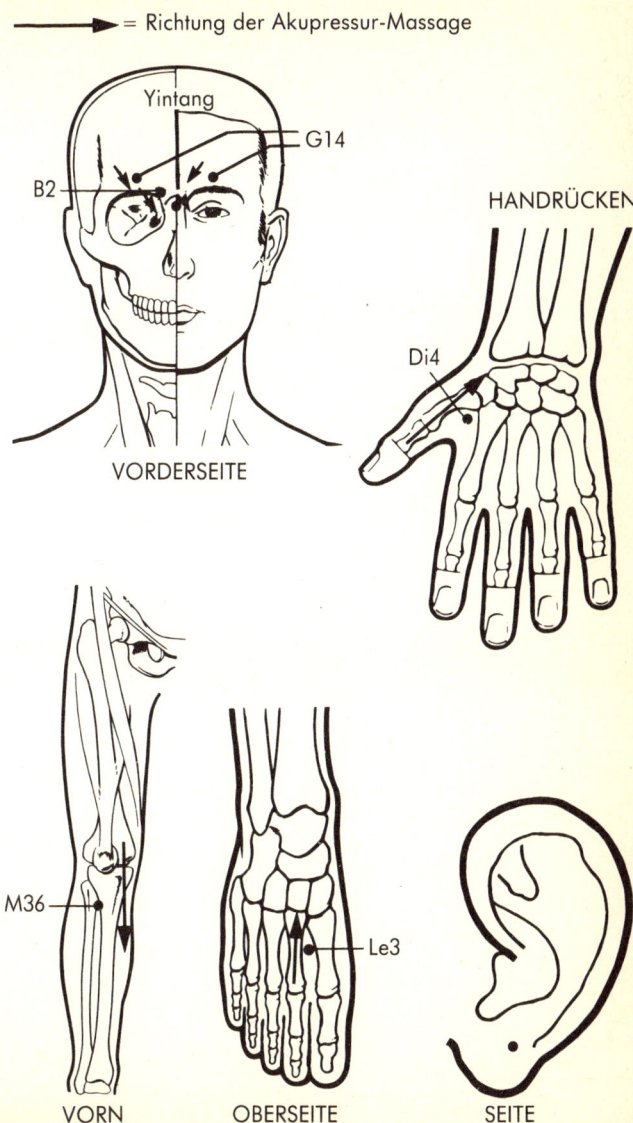

= Richtung der Akupressur-Massage

Yintang

G14

B2

HANDRÜCKEN

Di4

VORDERSEITE

M36

Le3

VORN   OBERSEITE   SEITE

Kopfschmerz (Migräne) Hinterkopf

Bei vielen Patienten gehen Kopfschmerzen im Hinterkopf
mit Nackenproblemen einher. Es empfiehlt sich, den
Abschnitt über Nackenschmerzen zu Rate zu ziehen und
auch die dort angegebenen Punkte zu behandeln. Behandeln Sie stets die empfindlichen Punkte der Schmerzzone.

Punkte:
    G20, LG15, B60, Di4, M36 + Ohrpunkte.

= Richtung der Akupressur-Massage

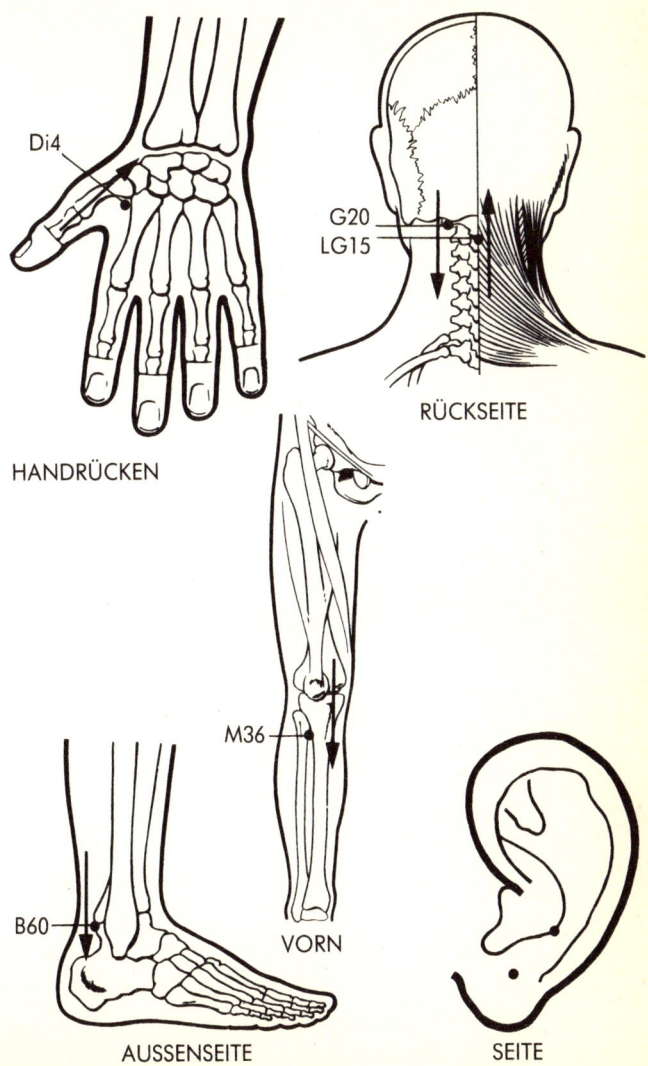

Di4

HANDRÜCKEN

G20
LG15

RÜCKSEITE

M36

VORN

B60

AUSSENSEITE

SEITE

Kopfschmerz (Migräne) der Schläfen

Es handelt sich hier um Kopfschmerzen, die seitlich am
Kopf auftreten. Behandeln Sie stets die empfindlichen
Punkte der Schmerzzone.

Punkte:

G20, Taiyang, G34, 3E5, M36 + Ohrpunkt.

➤ = Richtung der Akupressur-Massage

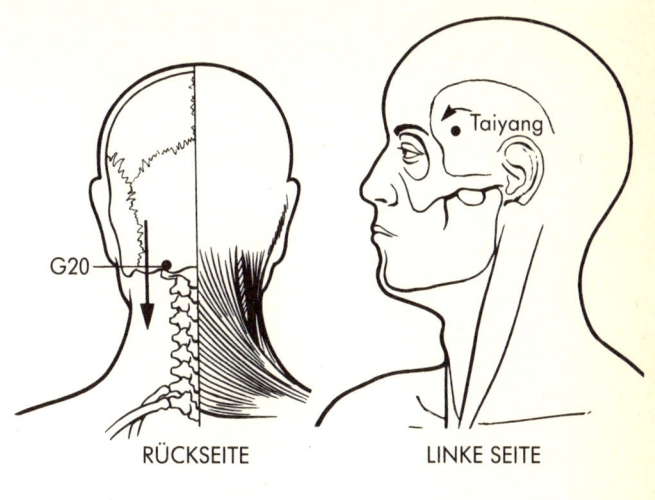

RÜCKSEITE   LINKE SEITE

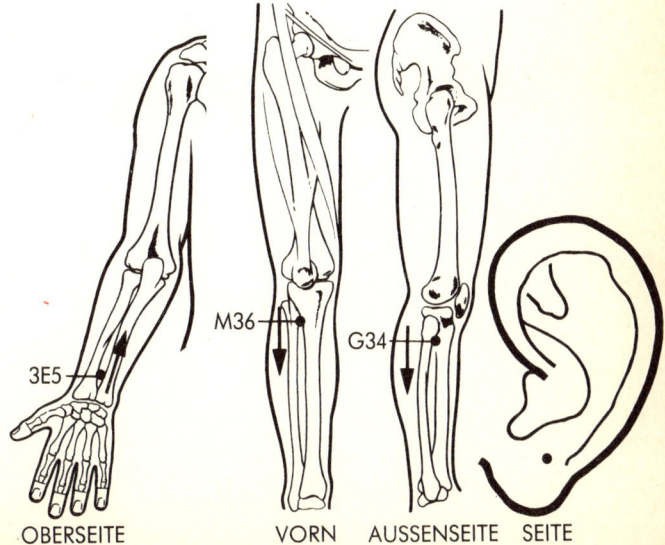

OBERSEITE   VORN   AUSSENSEITE   SEITE

Kopfschmerz (Migräne) Scheitel

In Scheitelhöhe auftretende Kopfschmerzen. Behandeln Sie
stets die empfindlichen Punkte der Schmerzzone.

Punkte:
LG20, B60, Le3, M36 + Ohrpunkte.

= Richtung der Akupressur-Massage

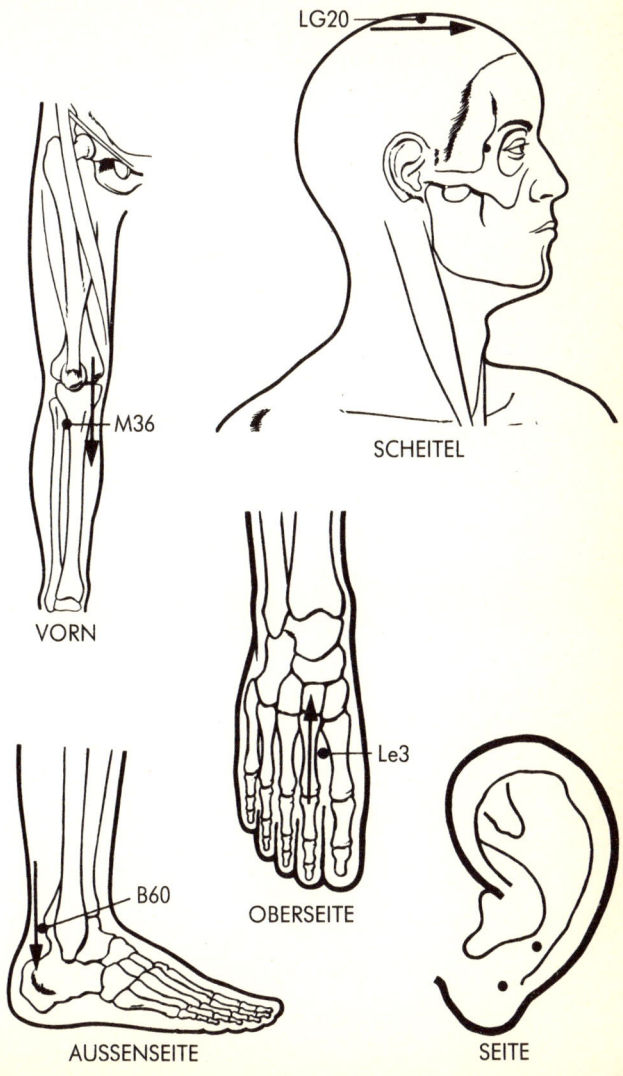

LG20

SCHEITEL

M36

VORN

Le3

OBERSEITE

B60

AUSSENSEITE

SEITE

Augenschmerzen

Augenschmerzen können viele Ursachen haben, aber meistens treten sie im Zusammenhang mit Migräne auf, wobei
der Patient oft das Gefühl hat, daß der Schmerz hinter den
Augen sitzt. Falls die Augenschmerzen chronisch sind, ist
unbedingt ein Augenarzt zu konsultieren.

Punkte:
Taiyang, B1, Di4, Le3 + Ohrpunkt.

───► = Richtung der Akupressur-Massage

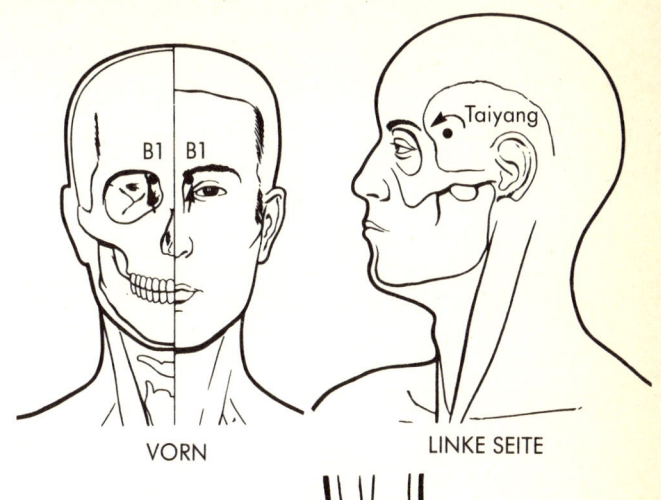

VORN

LINKE SEITE

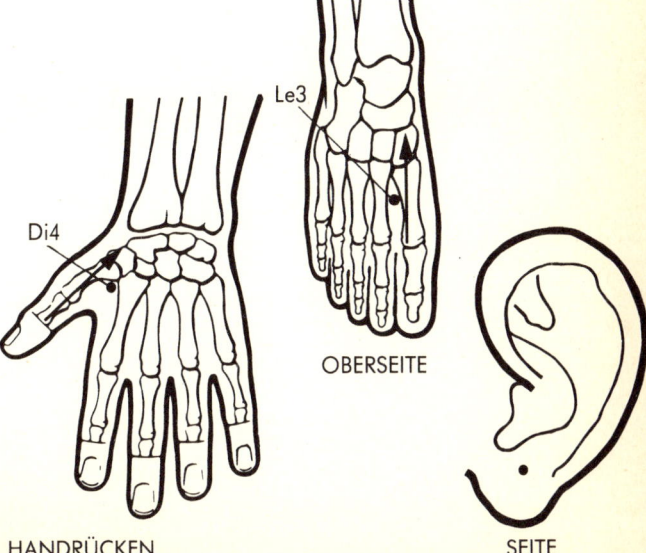

HANDRÜCKEN

OBERSEITE

SEITE

Kieferschmerzen

Treten manchmal im Zusammenhang mit Kiefergelenk-Arthritis auf. Akupressurbehandlung ist hierbei oft sehr wirksam.

Punkte:
Di4, Dü19, M7 + Ohrpunkt.

➤ = Richtung der Akupressur-Massage

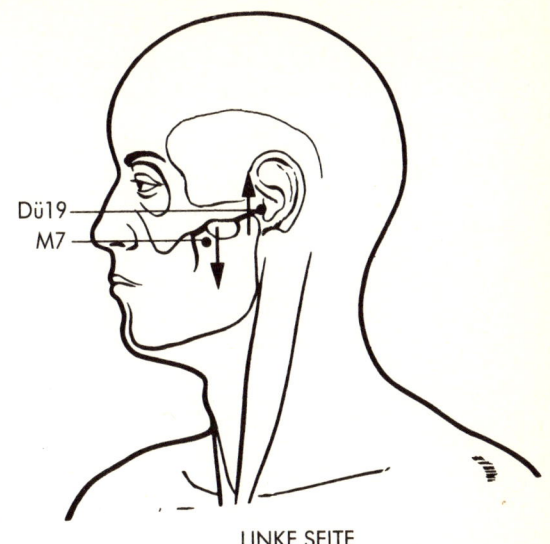

LINKE SEITE

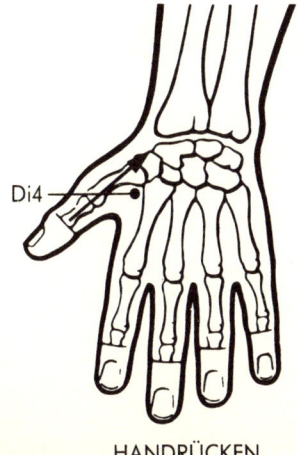

HANDRÜCKEN

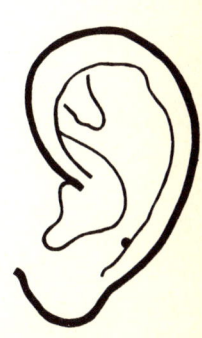

SEITE

Zahnschmerzen (Unterkiefer)

Die Anwendung von Akupressur zur Behandlung von
Zahnschmerzen sollte als Notbehelf dienen, bevor man zum
Zahnarzt geht; sie ist kein Ersatz für zahnärztliche Behand-
lung.

Punkte:
Di4 + Ohrpunkt.

Zahnschmerzen (Oberkiefer)

Der obige Kommentar gilt auch hier.

Punkte:
M44 + Ohrpunkt.

→ = Richtung der Akupressur-Massage

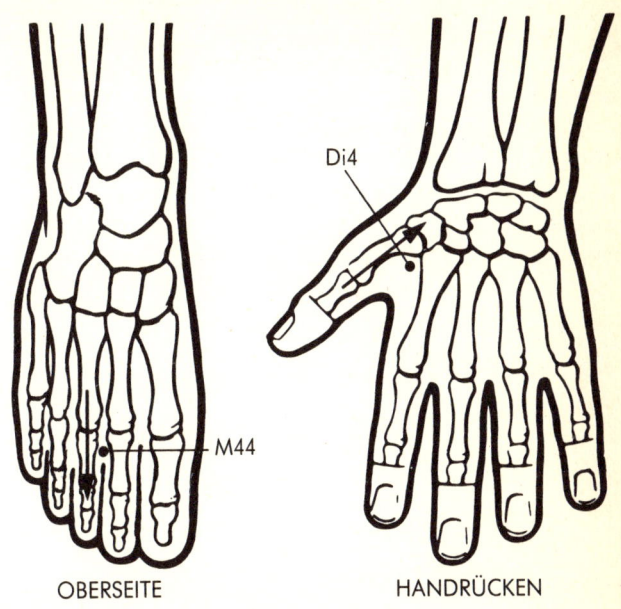

OBERSEITE   HANDRÜCKEN

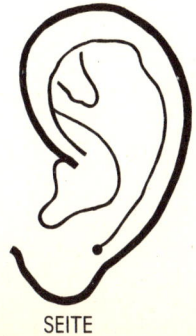

SEITE

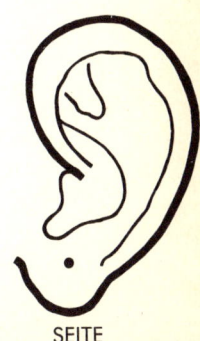

SEITE

Nackenschmerzen

Nackenschmerzen gehen meistens auf Arthritis der Halswirbelsäule zurück, die manchmal auch Spondylose der Halswirbelsäule genannt wird. Bei diesem Problem empfiehlt es
sich oft, den Rat eines Osteopathen oder Chiropraktikers
einzuholen, doch kann Akupressur hier eine sehr wirksame
Behandlungsmethode sein. Tiefe Druckmassage während
einiger Minuten ist bei jedem der angegebenen Punkte
angezeigt. Es ist harte Arbeit, Nackenschmerzen durch
Akupressur wirksam zu behandeln. Die Behandlung wird
am besten durch eine andere Person durchgeführt.

Punkte:
G21, LG14, G20, Dü3, Di4 + Ohrpunkt.

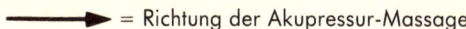

= Richtung der Akupressur-Massage

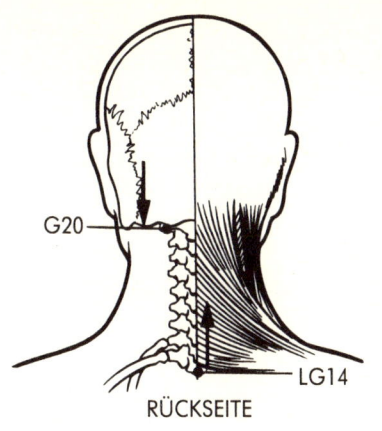

RÜCKSEITE

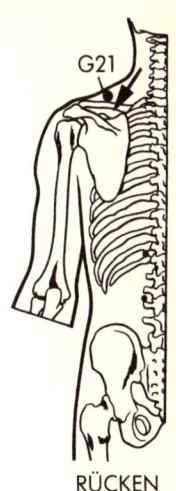

RÜCKEN

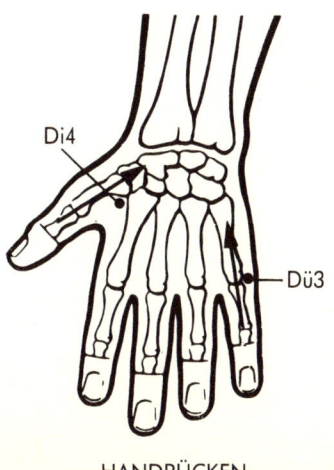

HANDRÜCKEN

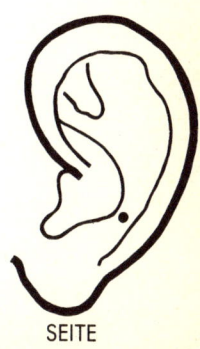

SEITE

Schmerzende Schulter

Es handelt sich hier um ein häufiges Problem, das kräftiger Behandlung bedarf. Wenn Schulterschmerzen länger als einen Monat unbehandelt bleiben, kann es zu einer schmerzhaften Versteifung des Schultergelenks kommen. Bei einer chronisch schmerzhaften, versteiften Schulter ist Physiotherapie angezeigt; aber wie bei der Behandlung von Nackenschmerzen wird für jeden angegebenen Punkt sowie für alle empfindlichen Punkte der Schmerzzone (Ah shi-Punkte) kräftige und fortgesetzte Druckmassage benötigt, die mehrere Minuten dauern sollte.

Punkte:
Di15, 3E14, Di11, G21, M38, B57 + Ohrpunkt.

——➤ = Richtung der Akupressur-Massage

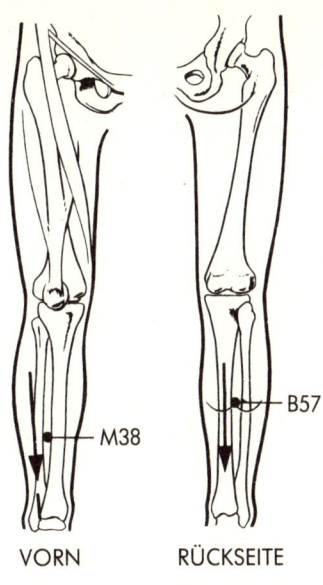

VORN RÜCKSEITE

M38

B57

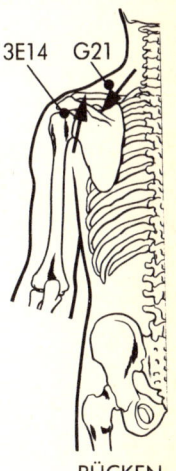

3E14 G21

RÜCKEN

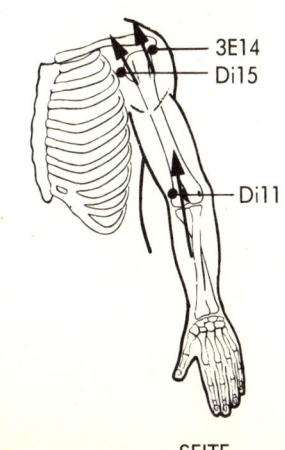

3E14
Di15

Di11

SEITE

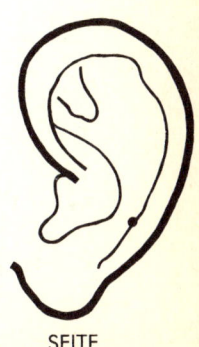

SEITE

➤ = Richtung der Akupressur-Massage

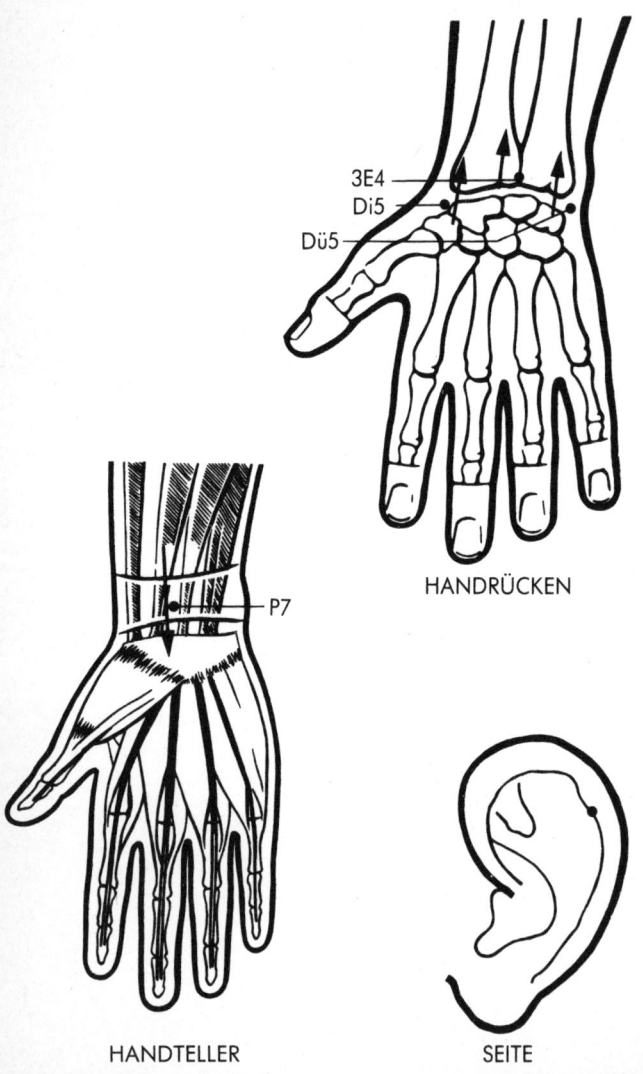

3E4
Di5
Dü5

HANDRÜCKEN

P7

HANDTELLER   SEITE

Schmerzen im Handgelenk

Meistens durch Überbeanspruchung, gelegentlich aber auch arthritisch, vor allem in Fällen von rheumatoider Arthritis. Einige Patienten leiden unter einer Beschwerde, die Carpaltunnelsyndrom heißt und verursacht wird durch einen Druck auf den Nervus medianus, der in der Tiefe des Handgelenks zur Vorderseite verläuft. Wird dieser Nerv zusammengedrückt, so kommt es zu schmerzhaftem Kribbeln in Daumen, Zeigefinger, Mittelfinger und teilweise auch im Ringfinger. Akupressur ist ein wirksames Mittel zur Behandlung dieser Beschwerde, und der wirkungsvollste Punkt hierbei ist P7.

Punkte:
 Di5, Dü5, 3E4, P7 + Ohrpunkt.

Schmerzen in der Hand

Akut bei Verletzungen oder chronisch bei rheumatoider Arthritis.

Punkte:
Di4 + Extrapunkte + Ohrpunkt.

⟶ = Richtung der Akupressur-Massage

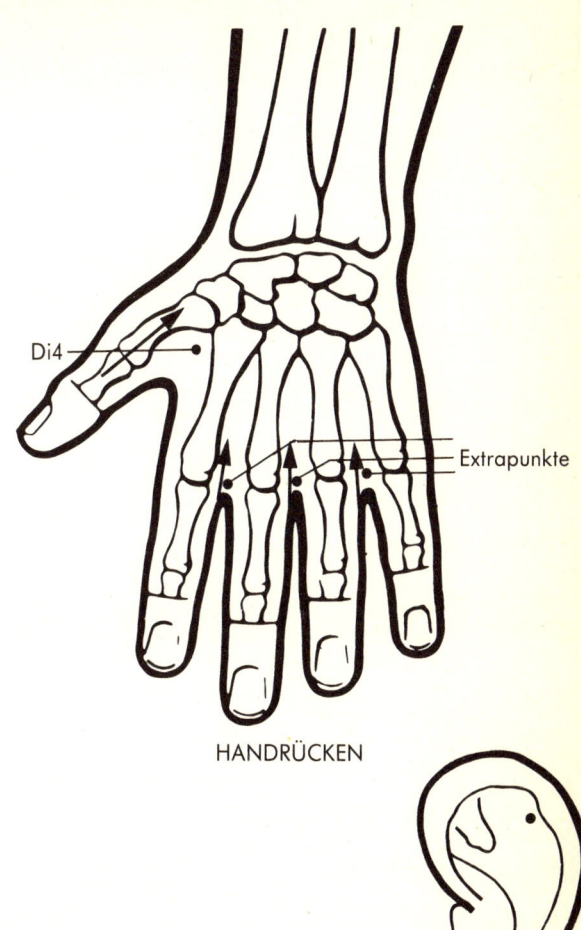

HANDRÜCKEN

SEITE

Zwischenrippenneuralgie

Entsteht aufgrund von Überreizung der Zwischenrippen-
nerven, die im Rücken aus der Brustwirbelsäule austreten
und direkt unterhalb jeder Rippe nach vorn verlaufen. Sie
können Schmerzen und Atembeschwerden verursachen,
aber die exakte Diagnose ist sehr wichtig; denn die Diffe-
rentialdiagnose könnte, wenn die Schmerzen auf der linken
Seite auftreten, auf Angina pectoris (Herzschmerzen) und
wenn sie auf der rechten Seite auftreten, möglicherweise auf
eine Pleuritis (Rippenfellentzündung) hinauslaufen. Die
Behandlung von Angina pectoris und Pleuritis erfordert
andere wesentliche Maßnahmen, und daher ist Akupressur
allein für keine der beiden Beschwerden die bestgeeignete
Behandlungsform.

Punkte:

G34, Le3 + die empfindlichen Punkte der Schmerzzone und die anderen auf der Abbildung angegebenen
Punkte, je nach Seite der Neuralgie, + Ohrpunkt.

= Richtung der Akupressur-Massage

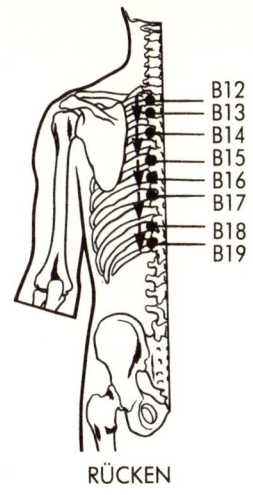

B12
B13
B14
B15
B16
B17
B18
B19

RÜCKEN

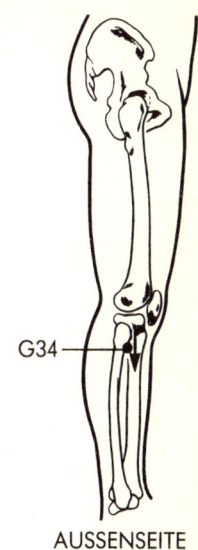

G34

AUSSENSEITE

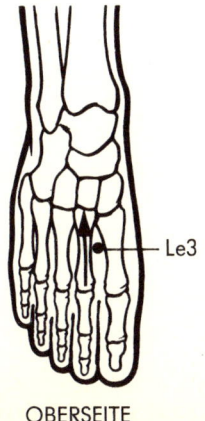

Le3

OBERSEITE

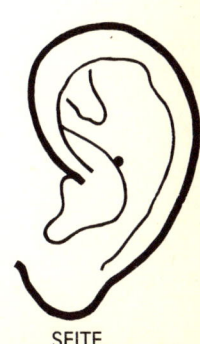

SEITE

Rückenschmerzen (Kreuzschmerzen)

Meistens verursacht durch abgenutzte Bandscheiben in der
unteren Lendenwirbelsäule. Manchmal rühren sie von
einem sogenannten Bandscheibenvorfall her, und in solchen
Fällen strahlt der Schmerz oft bis ins Bein aus. Falls die
Schmerzen nicht zufriedenstellend auf Behandlung ansprechen, sollte ein Osteopath, Chiropraktiker oder Orthopäde
zu Rate gezogen werden. Bei einer sehr geringen Anzahl
von Fällen wird die operative Entfernung der Bandscheibe
nötig werden. In allen Fällen jedoch müssen zuerst wieder-
herstellende Maßnahmen getroffen werden. Akupressur ist
in diesen Fällen durchaus einen Versuch wert und bringt oft
Erfolg bei der Linderung chronischer Kreuzschmerzen.
Einminütiger fester Druck auf jeden Punkt ist erforderlich,
wenn die Behandlung Erfolg haben soll.

Punkte:

B31, B25, B40, G30 + empfindliche Punkte der
Schmerzzone, wie bei allen schmerzhaften Leiden, + Ohrpunkt.

→ = Richtung der Akupressur-Massage

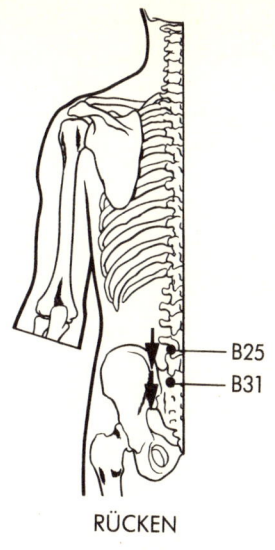

RÜCKEN

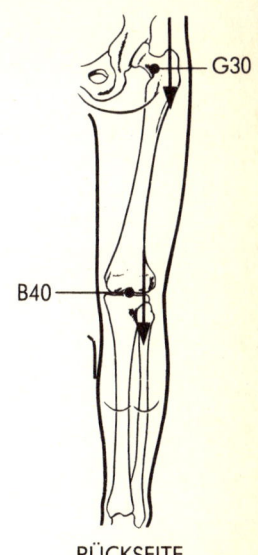

RÜCKSEITE

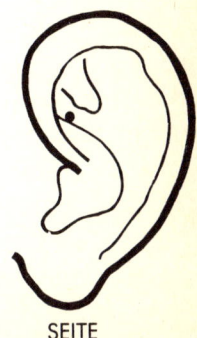

SEITE

Hüftschmerzen

Sie rühren in den meisten Fällen von Arthritis der Hüfte her.
Falls die Behandlung ohne Erfolg bleibt, sollte ein Ortho-
päde konsultiert werden. Wichtig ist, auf jeden Punkt einige
Minuten lang festen Druck auszuüben.

Punkte:

Empfindliche Punkte der Schmerzzone, G29, M31,
G30, G34 + Ohrpunkt.

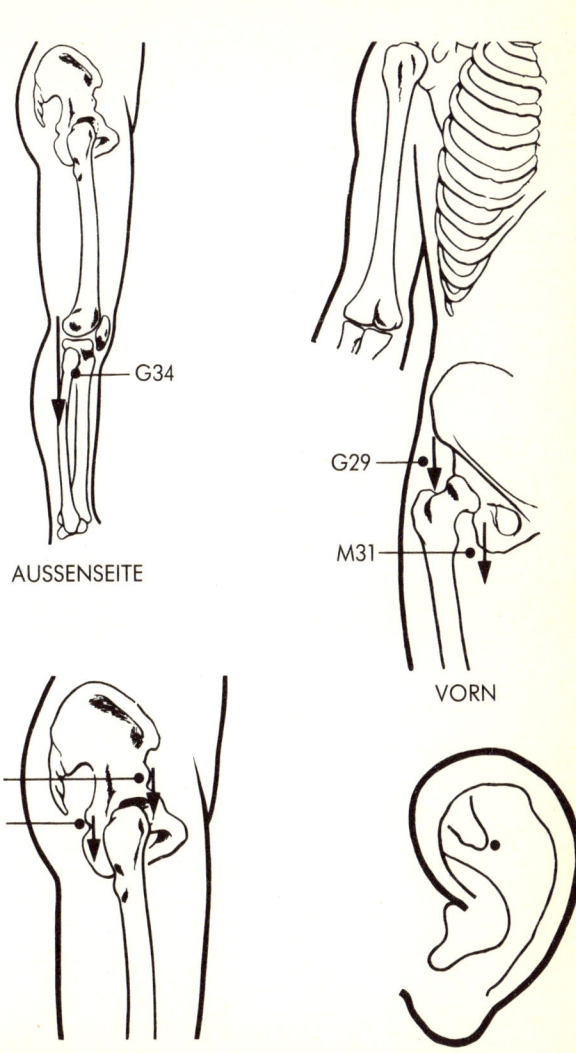

➡ = Richtung der Akupressur-Massage

AUSSENSEITE

G34

VORN

G29

M31

SEITE

G29

G30

SEITE

Knieschmerzen

Bei älteren Menschen meist durch Arthritis im Knie verursacht; bei jüngeren Menschen kann es sich um eine Schädi-
gung der Knorpel im Kniegelenk handeln. In diesen Knorpeln entstehen gelegentlich Risse durch eine Verdrehung
des Knies, wie sie z. B. beim Fußballspiel vorkommen kann.
Falls das Knie nicht mehr bewegt werden kann, weil der
angerissene Knorpel in der Mitte des Gelenks steckenbleibt,
muß meistens der Knorpel entfernt werden. Im allgemeinen
ist die Anwendung von Akupressur sehr wirksam bei der
Behandlung von Knieschmerzen. Wichtig ist tiefer, fester
Druck.

Punkte:

Xiyan (die sogenannten Knie-Augen), MP9, B40 +
Ohrpunkt.

──────▶ = Richtung der Akupressur-Massage

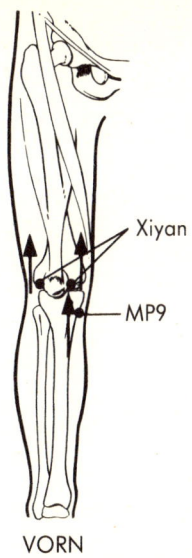

VORN

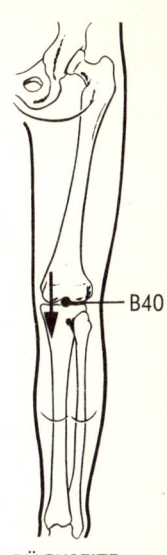

RÜCKSEITE

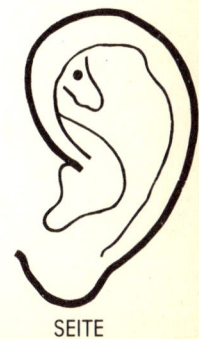

SEITE

Schmerzen im Fußgelenk

In chronischen Fällen meistens aufgrund von Arthritis des Fußgelenks; in akuten Fällen aufgrund von Verstauchung.

Punkte:
   M41, G40, Mp5 + Ohrpunkt.

——————▶ = Richtung der Akupressur-Massage

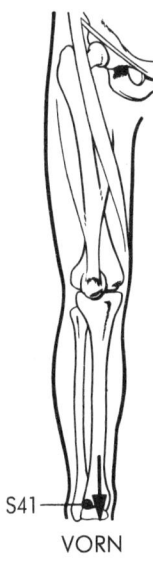

S41 —

VORN

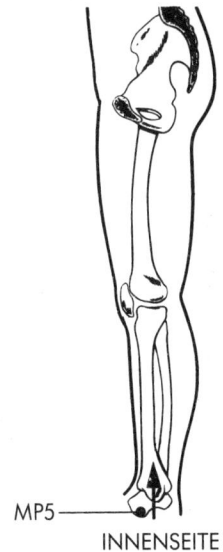

MP5 —

INNENSEITE

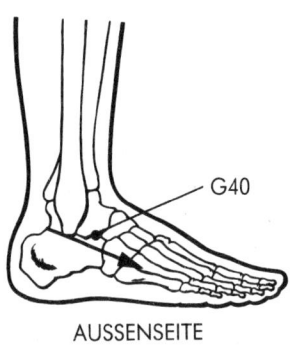

G40

AUSSENSEITE

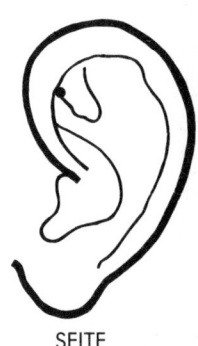

SEITE

Fußschmerzen

Können durch Überanstrengung verursacht werden, z. B.
durch übermäßiges Joggen, oder durch Arthritis, gewöhnlich rheumatoide Arthritis.

Punkte:

Extrapunkte + die empfindlichen Punkte der Schmerzzone + Ohrpunkt.

——➤ = Richtung der Akupressur-Massage

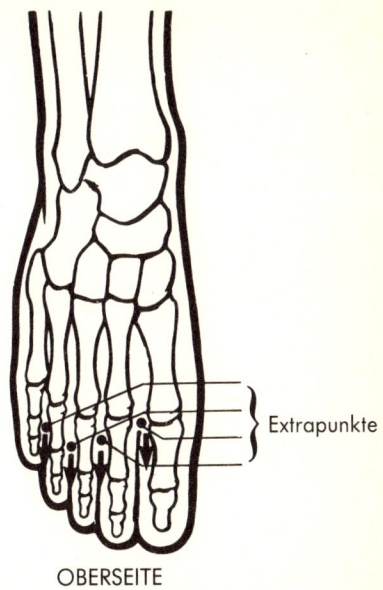

Extrapunkte

OBERSEITE

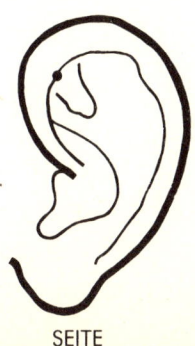

SEITE

Ischias

Dabei handelt es sich um Schmerzen, die durch den Ischias-
nerv ausstrahlen, der auf der Rückseite des Beins zur
Außenseite des Fußes verläuft. Obwohl Ischias manchmal
mit Bandscheibenvorfall einhergeht, muß dies nicht immer
der Fall sein. Die Mehrzahl der Fälle spricht gut an auf ein
wiederherstellendes Verfahren, wobei kräftige Akupressur
angewandt wird. Bei einer sehr geringen Zahl von Fällen ist
eine Operation angezeigt.

Punkte:
B31, 32, 33, 37, 40, G30 + empfindliche Punkte der
Schmerzzone + Ohrpunkte.

→ = Richtung der Akupressur-Massage

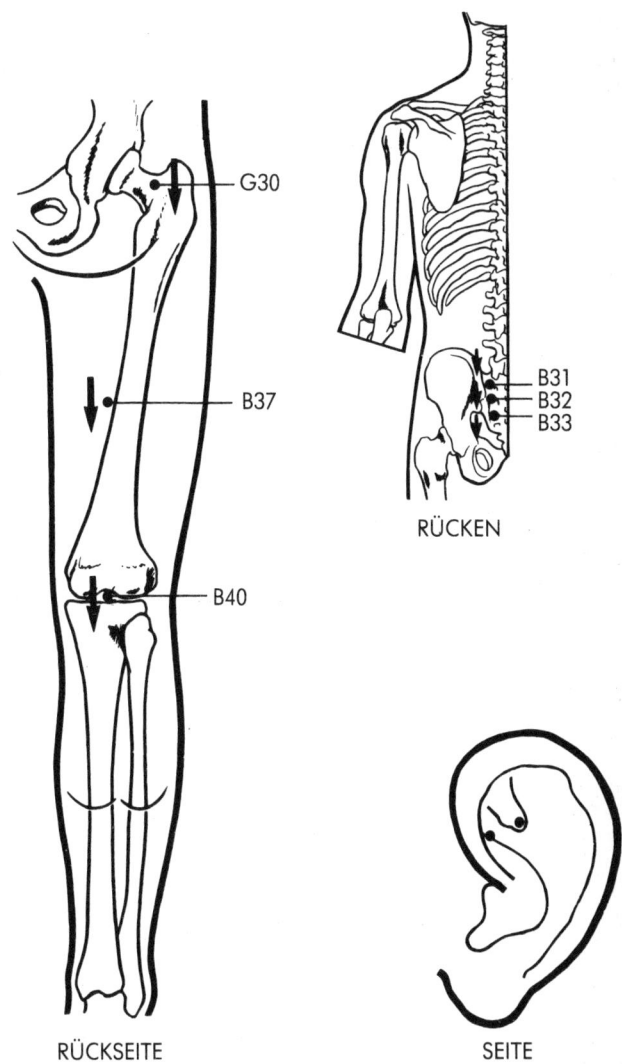

RÜCKEN

G30

B37

B40

B31
B32
B33

RÜCKSEITE   SEITE

Krampf

Verursacht durch Krämpfe in den Gefäßen, durch welche
die Beinmuskulatur, insbesondere die Muskulatur der
Wade, mit Blut versorgt wird. Es ist nicht nötig, den Krampf
während seines akuten Auftretens zu behandeln, da die
Behandlung außerhalb dieser Zeit die Häufigkeit des Auftretens verringern und schließlich ganz zum Verschwinden
bringen sollte.

Punkte:
     P6, B57, B40 + Ohrpunkte.

———► = Richtung der Akupressur-Massage

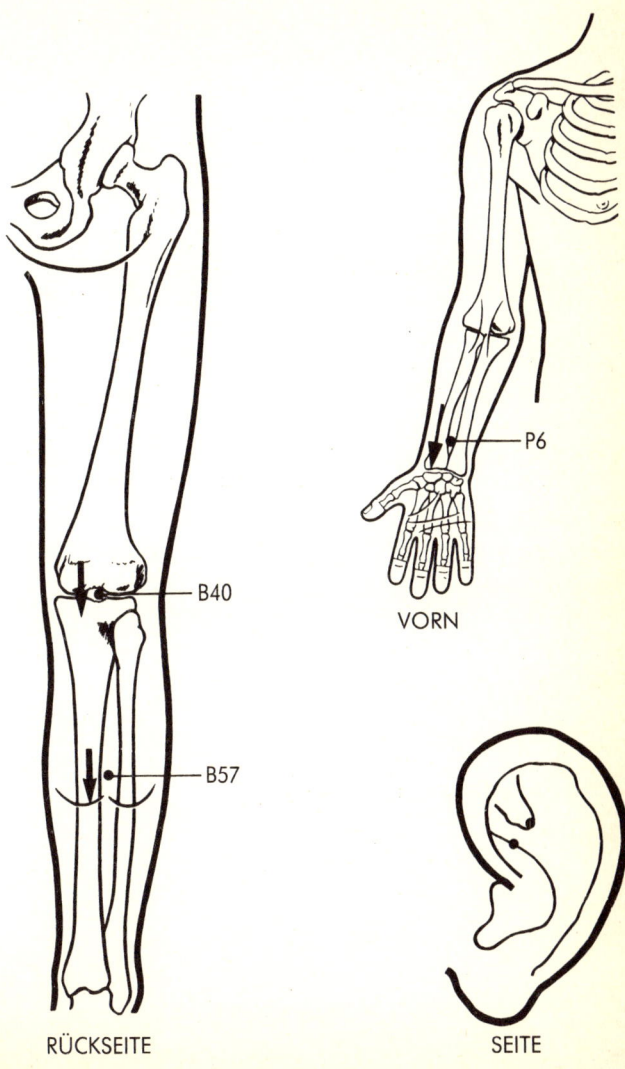

P6

VORN

B40

B57

RÜCKSEITE

SEITE

Gürtelrose

Die Gürtelrose ist eine Infektion, die durch das gleiche
Virus (Herpes zoster) verursacht wird, das bei Kindern
Windpocken hervorruft. Sie äußert sich als ein Ausschlag
von roten Bläschen, der häufig in diagonaler Richtung vom
Rücken zur Vorderseite des Rumpfes abwärts verläuft. Sie
tritt oft irgendwo am Brustkorb oder Bauch auf, ist ein
besonders schmerzhaftes Leiden und bedarf kraftvoller
Behandlung. Akupressur erweist sich hierbei als wirksame
Behandlungsmethode. In einigen Fällen kann der durch die
Gürtelrose ausgelöste Schmerz chronisch werden und zu
einem Zustand führen, der als Zosterneuralgie bezeichnet
wird. Diese ist viel schwieriger zu behandeln, jedoch ist es
einen Versuch wert, mit Akupressur zu arbeiten. Dabei ist
es wichtig, daß die Gürtelrose im akuten Stadium intensiv
behandelt wird, wie folgt: Behandeln Sie eine Reihe von
Punkten rund um den Ausschlag. Das werden viele Punkte
sein, wenn eine größere Fläche vom Ausschlag betroffen ist,
vielleicht bis zu zwanzig oder dreißig. Die meisten dieser
Punkte werden empfindlich sein. Behandeln Sie keine
Punkte innerhalb der vom Ausschlag befallenen Hautzone.
Massieren Sie auch den Punkt Le3. Suchen Sie nach Ohr-
punkten in demjenigen Bereich der Ohrmuschel, welcher
der betroffenen Körperzone gemäß Abbildung S. 16 ent-
spricht. Im akuten Falle kann zweimal täglich behandelt
werden.

➤ = Richtung der Akupressur-Massage

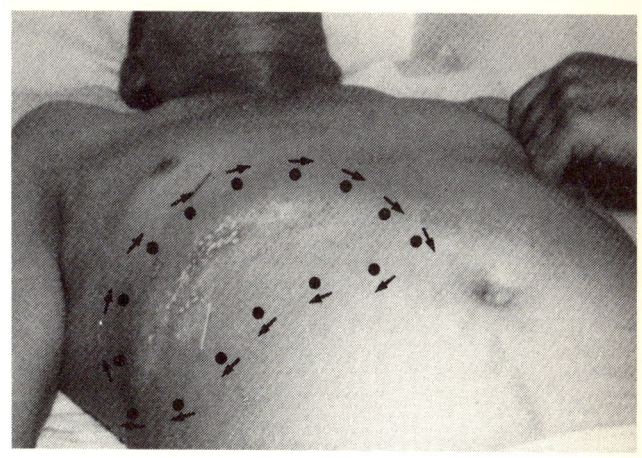

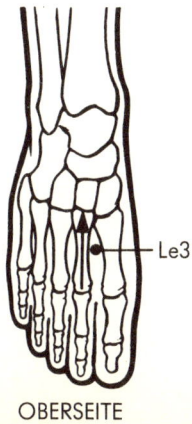

OBERSEITE

Le3

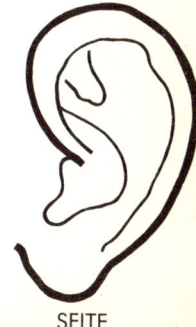

SEITE

Menstruationsbeschwerden

Dies ist ein häufiges Problem, und Akupressur ist oft eine
wirksame Behandlungsmethode. Doch mögen weitere
Maßnahmen nötig sein. Eine bewährte Methode ist die
Einnahme von Zink als Nahrungsmittelergänzung und
Vitamin B6.

Punkte:
  M36, MP6, KG6, B31, Le3 + Ohrpunkte.

= Richtung der Akupressur-Massage

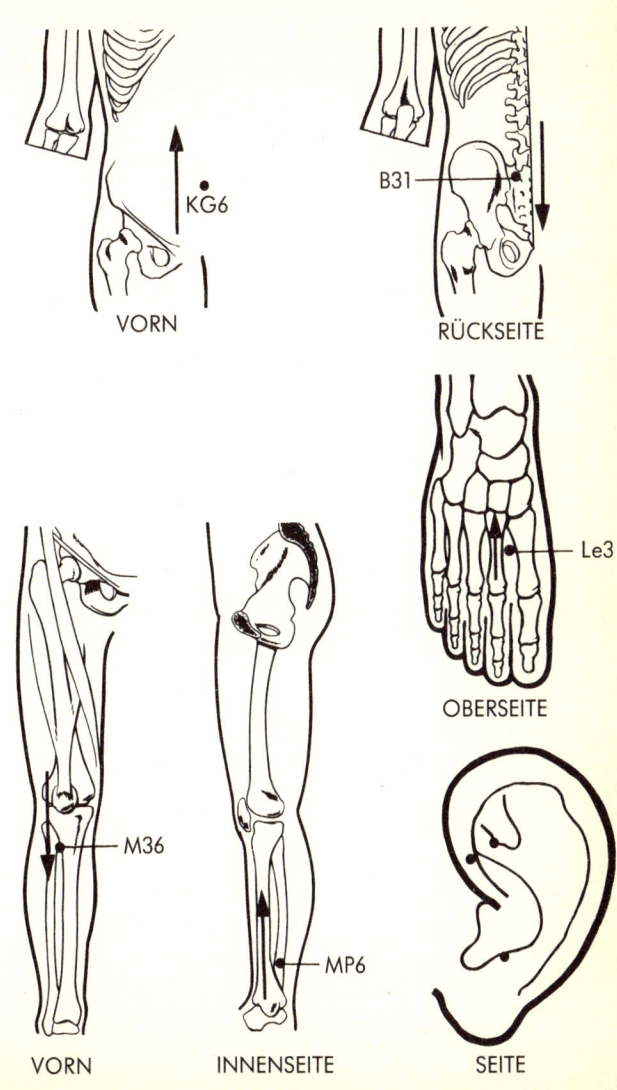

VORN

RÜCKSEITE

B31

KG6

OBERSEITE

Le3

VORN

M36

INNENSEITE

MP6

SEITE

Nierenkolik

Durch einen festen Gegenstand, der den Harnleiter passiert, meist einen Nierenstein ausgelöste starke Schmerzen. Charakteristischerweise wälzt sich der Patient oft vor Schmerzen am Boden.

Akupressur eignet sich oft zur Behandlung. Vor allem der Ohrpunkt ist hier wichtig.

Punkte:

N3, B20 + die empfindlichen Punkte der Schmerzzone + Ohrpunkt. Bei der Behandlung von Nierenkolik ist der Ohrpunkt sehr wichtig.

➤ = Richtung der Akupressur-Massage

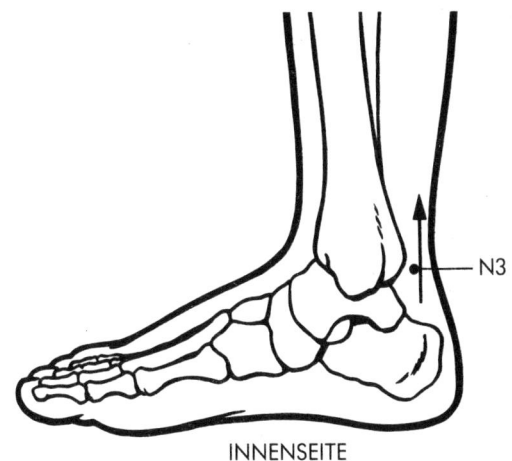

INNENSEITE

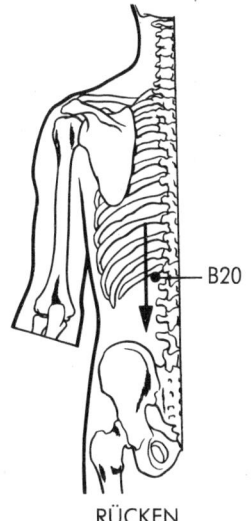

RÜCKEN

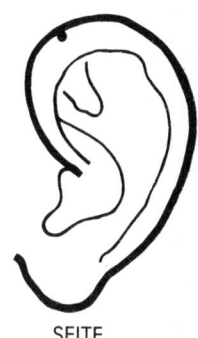

SEITE

2   Hals-, Nasen- und Ohrenleiden

Kehlkopfkatarrh (Laryngitis)

Kehlkopfkatarrh ist fast immer ein akutes Leiden, das mit Stimmverlust einhergeht. Fast immer liegt ihm eine Virusinfektion zugrunde. Bei chronischem Kehlkopfkatarrh sollte man einen Hals- Nasen- und Ohrenarzt aufsuchen, um sicherzugehen, daß nicht etwas Ernsthafteres vorliegt.

Punkte:
  Di4, L7, KG22 + Ohrpunkt.

➤ = Richtung der Akupressur-Massage

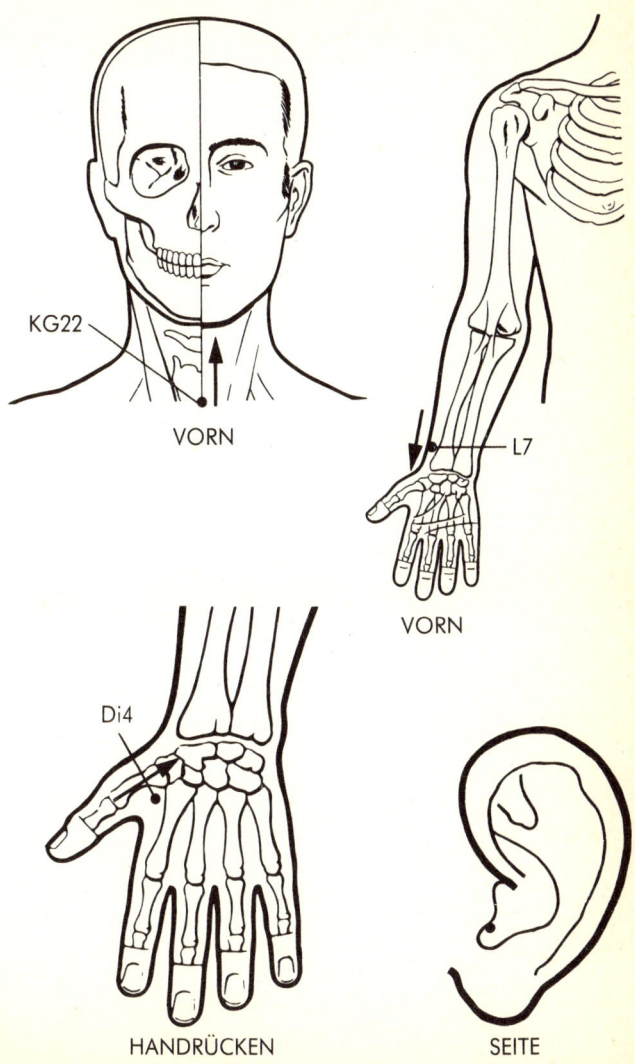

KG22

VORN

L7

VORN

Di4

HANDRÜCKEN

SEITE

Mandelentzündung

Bei Mandelentzündung liegt meistens eine Virusinfektion
vor. In einigen Fällen kann es sich um eine bakterielle
Infektion handeln; falls durch Akupressur keine Besserung
erzielt werden kann, sollte ein Arzt konsultiert werden, der
mit ziemlicher Sicherheit Antibiotika verschreiben wird.

Punkte:
    Di4, M36 + Ohrpunkt.

➜ = Richtung der Akupressur-Massage

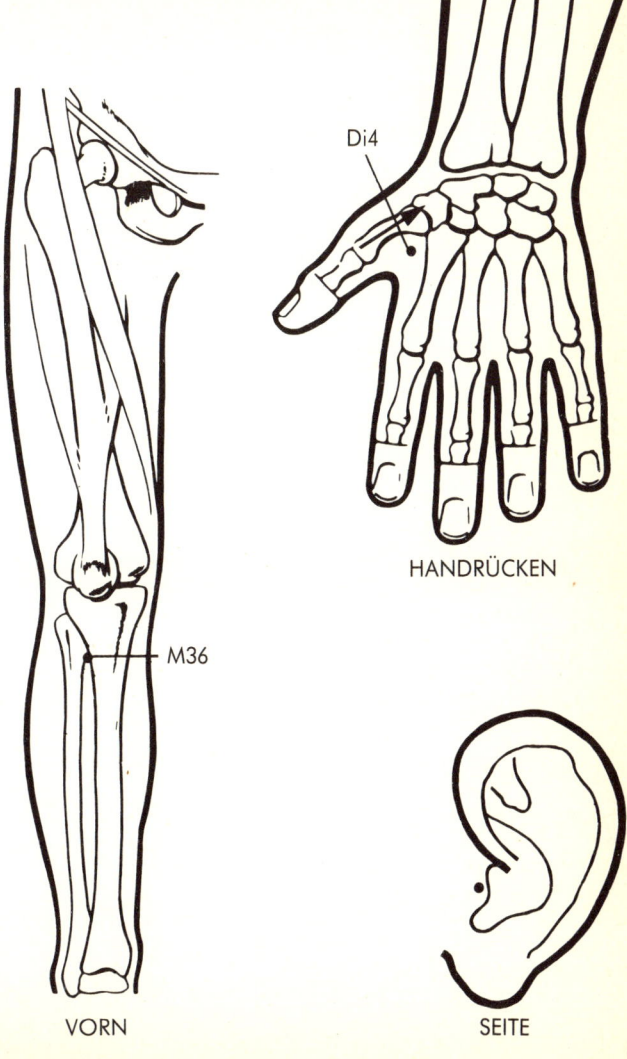

Di4

HANDRÜCKEN

M36

VORN

SEITE

Mundgeschwüre

Geschwüre im Mund sind eine besonders häufige und lästige Beschwerde. Sie sind oft sehr schmerzhaft.

Punkte:
Di4, M36 + Ohrpunkt.

⟶ = Richtung der Akupressur-Massage

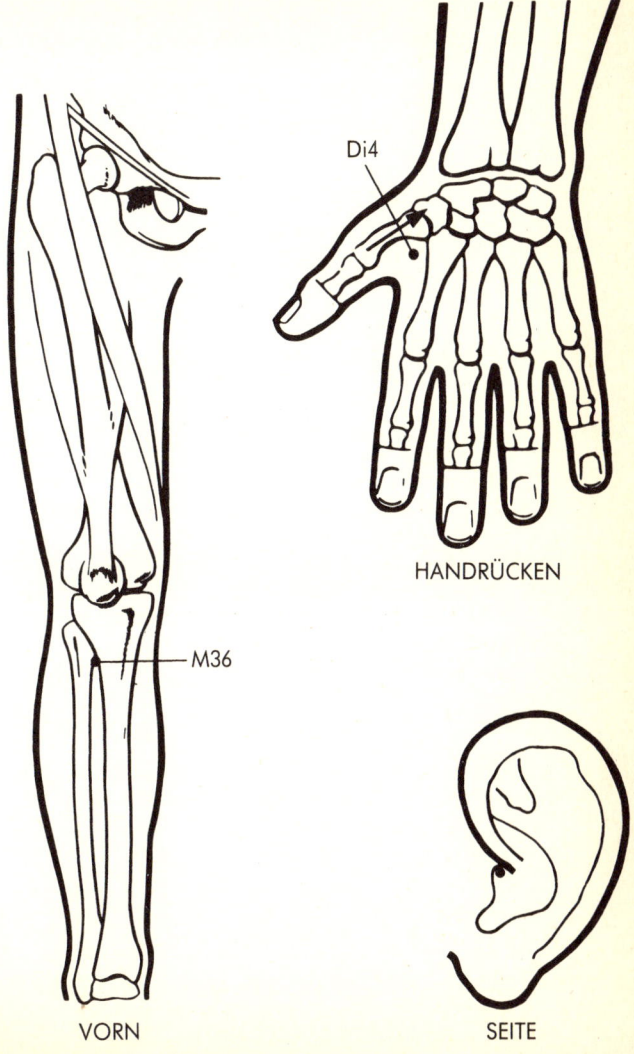

Di4

HANDRÜCKEN

M36

VORN

SEITE

Nasenbluten

Wiederholtes Nasenbluten ist eine bei Kindern häufig auftretende Erscheinung. Durch Akupressur kann der Blutung
rascher Einhalt geboten und somit größerer Blutverlust
vermieden werden.

Punkte:
    G20, P6, Di4 + Ohrpunkt.

➤ = Richtung der Akupressur-Massage

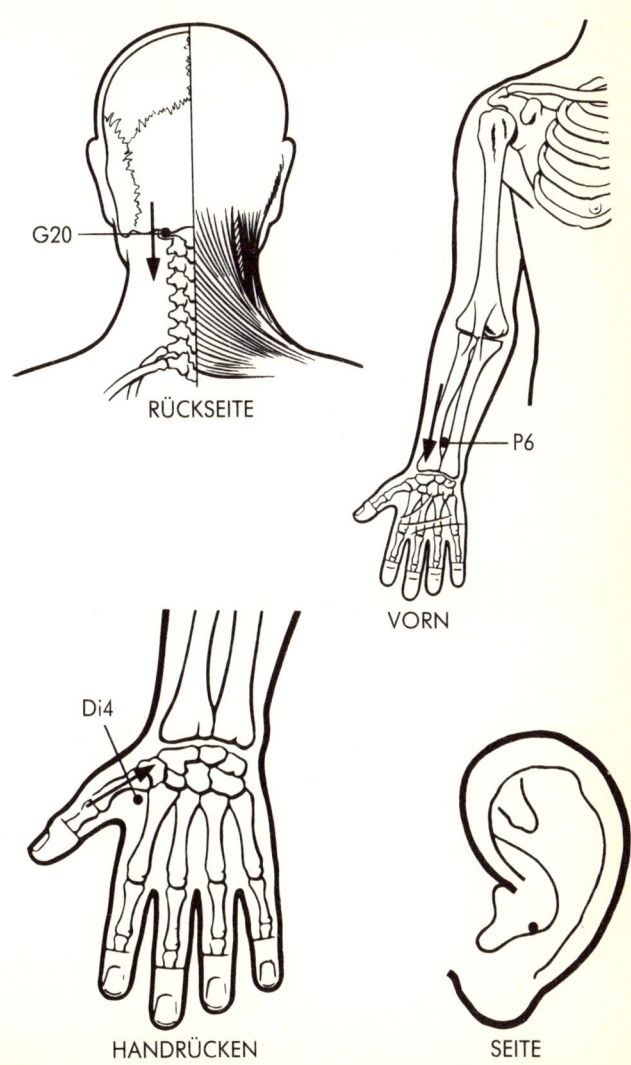

RÜCKSEITE

G20

VORN

P6

HANDRÜCKEN

Di4

SEITE

Ohrensausen (Tinnitus)

Tinnitus wird oft als ein hoher Pfeifton empfunden, der vor allem in stiller Umgebung wahrgenommen wird. Er geht oft mit einer Degeneration des Gehörnervs einher; anders gesagt, er hängt oft mit dem Verlust des Gehörs zusammen. Es ist ein sehr schwierig zu behandelndes Leiden, doch bringt Akupressur bei etwa der Hälfte der Fälle Erleichterung. Dies stellt im Vergleich zu den herkömmlichen Behandlungsweisen dieses Problems eine erhebliche Verbesserung dar.

Punkte:
N3, Dü3, 3E17, Dü19, G20 + Ohrpunkte.

⟶ = Richtung der Akupressur-Massage

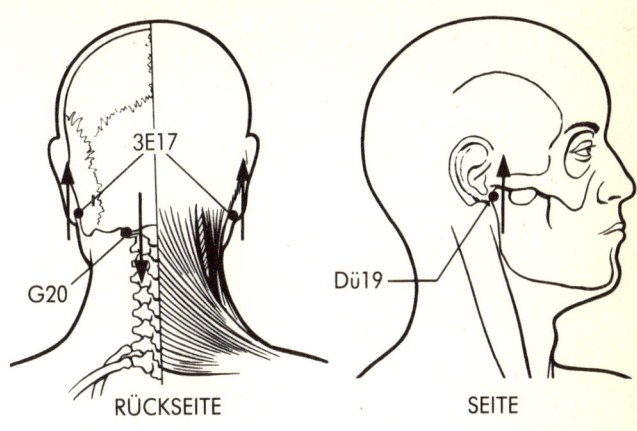

RÜCKSEITE

3E17

G20

SEITE

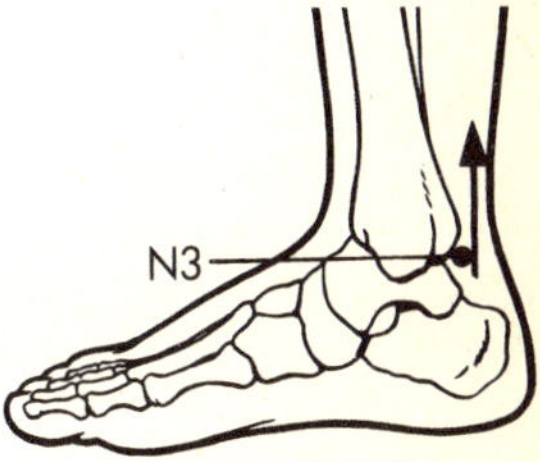

Dü19

INNENSEITE

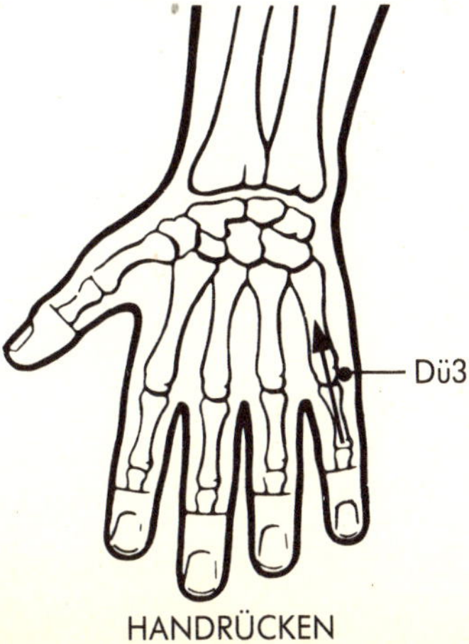

N3

HANDRÜCKEN

Dü3

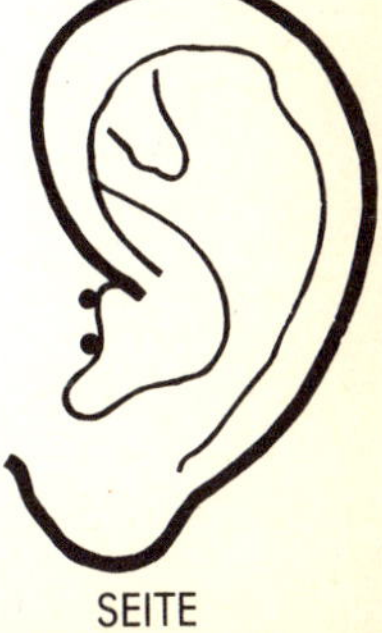

SEITE

Sinusitis (Nebenhöhlenkatarrh)

Sinusitis ist ein sehr verbreitetes Leiden und kann entweder
in den unterhalb der Augen liegenden Kiefernebenhöhlen
auftreten, oder in den Stirnhöhlen, die über den Augen zu
beiden Seiten der Nasenwurzel liegen. An Sinusitis Leidende sollten außer Akupressur noch andere Methoden zu
Rate ziehen, um Heilung zu finden. Vor allem ist auf die
Ernährung zu achten, wobei stark schleimbildend wirkende
Lebensmittel wie Milchprodukte und Fleisch zu vermeiden
sind. Auch auf die Verdauung sollte geachtet werden. Selbst
leichte Verstopfung kann bei Menschen mit einer Neigung
zu Sinusitis zu chronischen Beschwerden führen. Es besteht
ein Zusammenhang zwischen Dickdarm und Nebenhöhlen,
da der Dickdarmmeridian bei den Nebenhöhlen endet.

Punkte:

Di20, Di4, MP6, Yintang + Ohrpunkt.

——➤ = Richtung der Akupressur-Massage

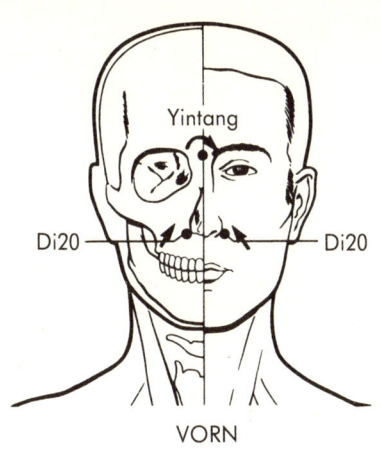

VORN

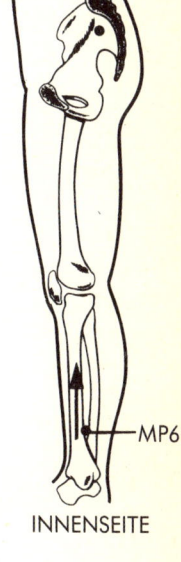

INNENSEITE

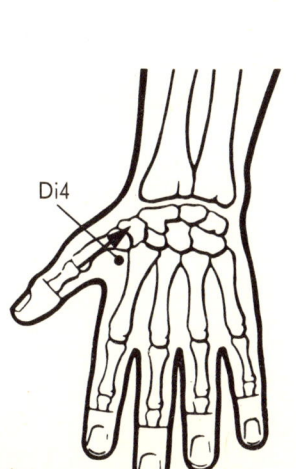

HANDRÜCKEN

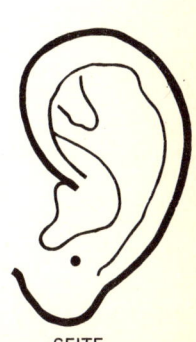

SEITE

3. Herz- und Kreislaufstörungen

Angina pectoris

Angina pectoris ist ein in der linken Brustseite auftretender
Schmerz, der in den linken Arm und manchmal auch in den
linken Kiefer ausstrahlt. Sie wird verursacht durch eine
ungenügende Versorgung des Herzmuskels mit Blut. Hierbei sind verschiedene andere Maßnahmen angezeigt, zum
Beispiel eine Diät, welche fetthaltige Nahrungsmittel wie
Fleisch, Milch und Milchprodukte ausschließt; das Rauchen
muß aufgegeben werden und eine Änderung der Lebens-
weise ist geboten, um Streß und übermäßige körperliche
Aktivität auszuschließen. Akupressur kann bei diesem Leiden lediglich als Maßnahme zur Linderung von Symptomen
betrachtet werden.

Punkte:
KG17, P6, H7 + Ohrpunkt der linken Seite.

━━━━▶ = Richtung der Akupressur-Massage

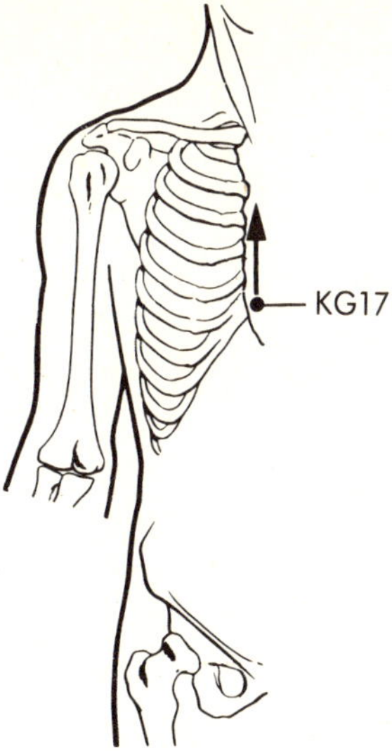

KG17

P6
H7

VORN 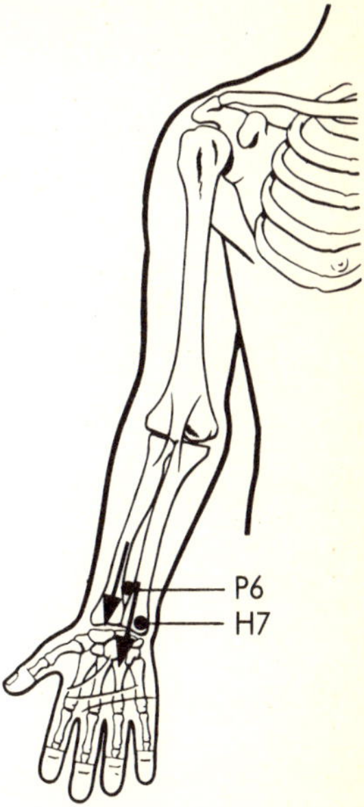   VORN

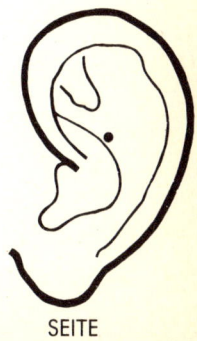

SEITE

Erhöhter Blutdruck (Hypertension)

Erhöhter Blutdruck ist eine häufige Zivilisationskrankheit,
die sorgfältiger Behandlung bedarf, da sonst die Gefahr
eines Schlaganfalls droht. Es ist daher unerläßlich, daß Sie
als Patient ihren Blutdruck regelmäßig selber kontrollieren
oder durch einen Arzt kontrollieren lassen. Falls die
Anwendung von Akupressur keine Wirkung zeitigt, werden
Sie auf die herkömmlichen Medikamente zur Senkung des
Blutdrucks zurückgreifen müssen.

Punkte:
   P6, N3, M36 + Ohrpunkt.

➤ = Richtung der Akupressur-Massage

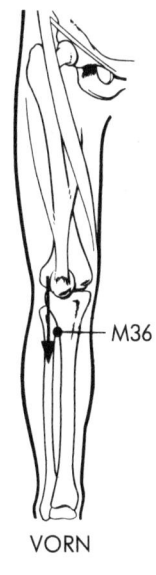

M36

VORN

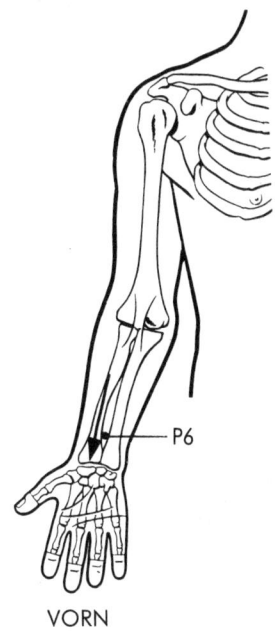

P6

VORN

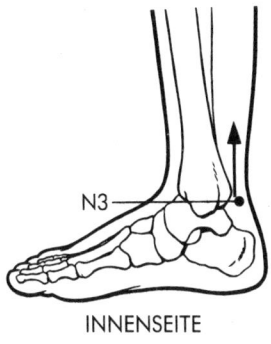

N3

INNENSEITE

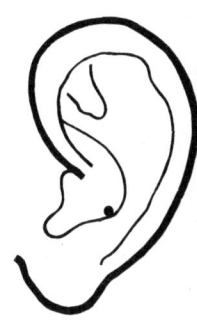

SEITE

Frostbeulen

Frostbeulen sind relativ häufig in Klimazonen mit niedrigen Temperaturen. Sie lassen sich mit Akupressur gut behandeln.

Punkte:

P6, M36 + empfindliche Punkte im Umkreis der Frostbeulen + Ohrpunkt.

➤ = Richtung der Akupressur-Massage

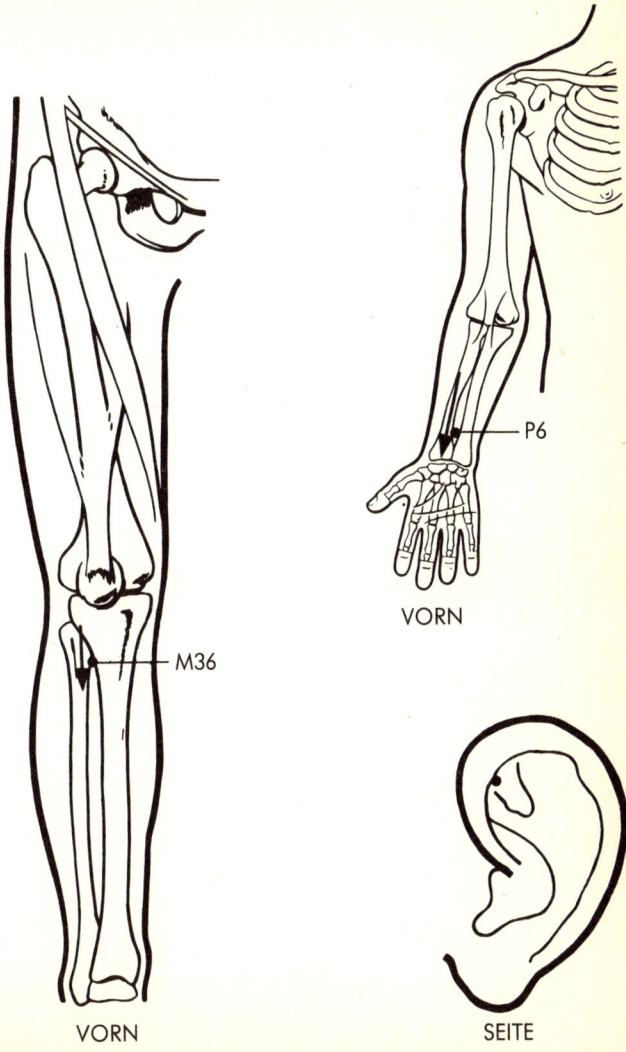

VORN

P6

VORN

VORN   SEITE

M36

Herzklopfen (Palpitationen)

Herzklopfen geht auf unregelmäßigen Herzschlag zurück.
Es fühlt sich oft wie ein Flattern in der linken Seite der Brust
an. Es bedeutet selten eine ernsthafte Erkrankung, aber es
empfiehlt sich neben Akupressur noch andere Methoden
anzuwenden, um es zu kontrollieren. In einigen Fällen
kommt es zu Herzklopfen als Reaktion auf Genußmittel,
insbesondere Kaffee. Menschen, die zu Herzklopfen neigen, sollten daher Kaffee gänzlich meiden. Allein diese
Maßnahme kann wesentliche Besserung bewirken. Auch
Akupressur kann helfen.

Punkte:
P6, H7 + Ohrpunkte.

⟶ = Richtung der Akupressur-Massage

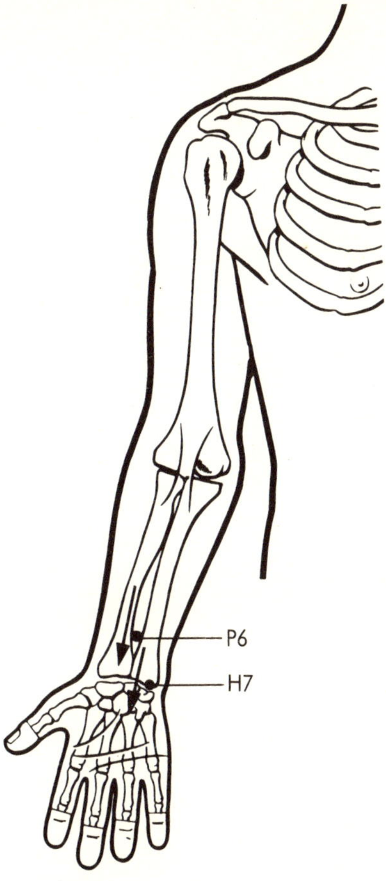

P6

H7

VORN

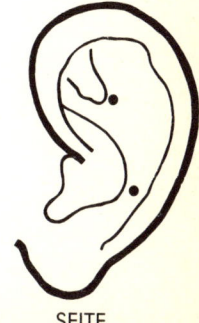

SEITE

4. Störungen des Bauchraums

Blähungen

Wiederholt auftretende Blähungen sind ein häufiges Problem, vor allem bei Frauen. Meistens beruhen sie auf mangelnder Funktion des Dickdarms. In manchen Fällen bringt Akupressur große Erleichterung, doch oft müssen auch die Eßgewohnheiten korrigiert werden. Es empfiehlt sich, schleimbildende Nahrungsmittel wie Milch und Milchprodukte, Fleisch und Eier zu meiden.

Punkte:
M36, MP6, M25 + Ohrpunkte.

→ = Richtung der Akupressur-Massage

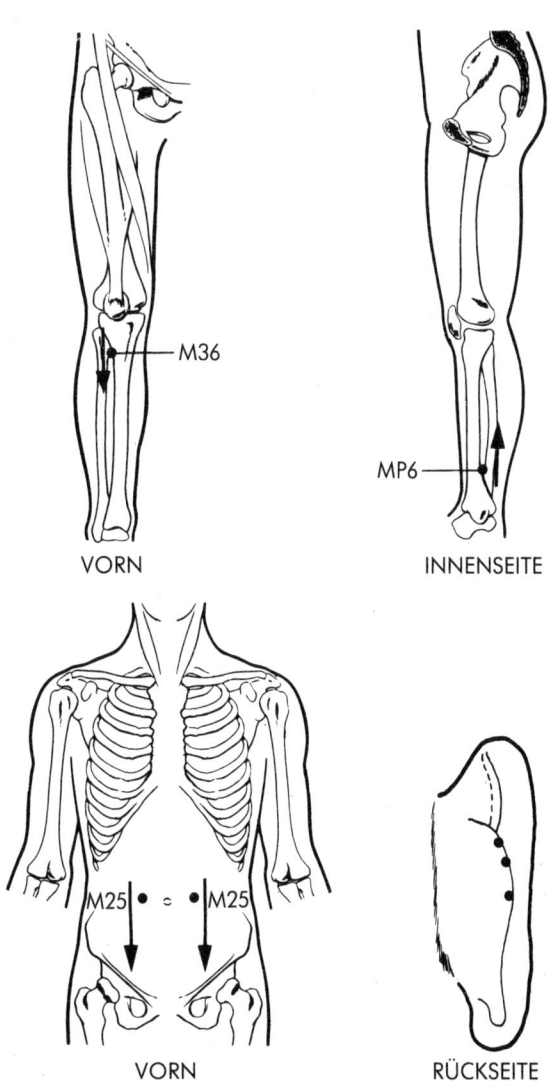

VORN

INNENSEITE

VORN

RÜCKSEITE

Dickdarmkatarrh (Colitis)

Es handelt sich um eine Entzündung des Dickdarms. Symptomatisch sind Störungen der Darmentleerung sowohl als Durchfall wie als Verstopfung, Darmkrämpfe, Abgang von Schleim und manchmal auch von Blut. Die herkömmlichen Behandlungsmethoden sind oft wenig befriedigend; sie bestehen vor allem in der Verschreibung von Cortisonpräparaten und manchmal in der Entfernung des erkrankten Teils des Dickdarms. Daher sind einfache Heilmethoden wie die Anwendung von Akupressur willkommene Alternativen. Auch die Ernährung sollte überprüft werden, da in einigen Fällen eine Lebensmittelallergie vorliegt. Gewöhnlich handelt es sich dabei um eine Überempfindlichkeit gegenüber Milch und Milchprodukten, so daß man darauf am besten verzichtet.

Punkte:
    M36, MP6, M40 + Ohrpunkte.

= Richtung der Akupressur-Massage

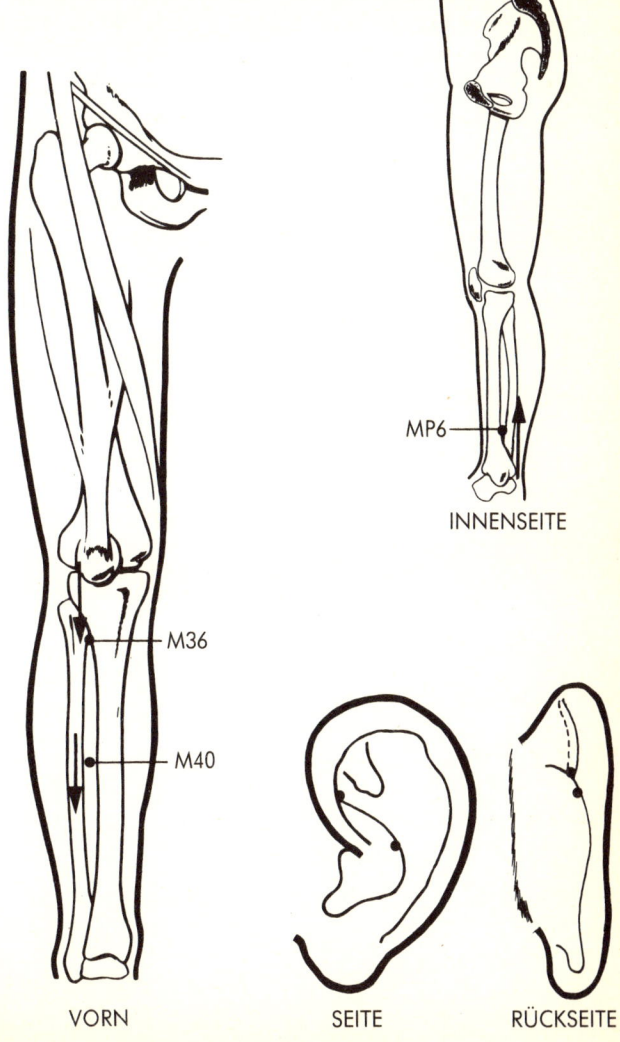

INNENSEITE

MP6

M36

M40

VORN   SEITE   RÜCKSEITE

Durchfall (Diarrhöe)

Falls es sich um chronischen Durchfall handelt, ist die Ursache meistens eine Colitis. Akuter Durchfall kann durch eine Infektion verursacht werden. Akuter, durch Infektion verursachter Durchfall geht meistens auf ein Virus zurück; in einigen Fällen kann auch eine schwerwiegendere Infektion, zum Beispiel mit Salmonellen, vorliegen. Wegen der Ansteckungsgefahr ist hier der Rat eines Arztes einzuholen. Bei blutigem Stuhl sollte immer ein Arzt konsultiert werden, bevor man Akupressur anwendet.

Punkte:
M36, MP6, M25, KG6 + Ohrpunkte.

= Richtung der Akupressur-Massage

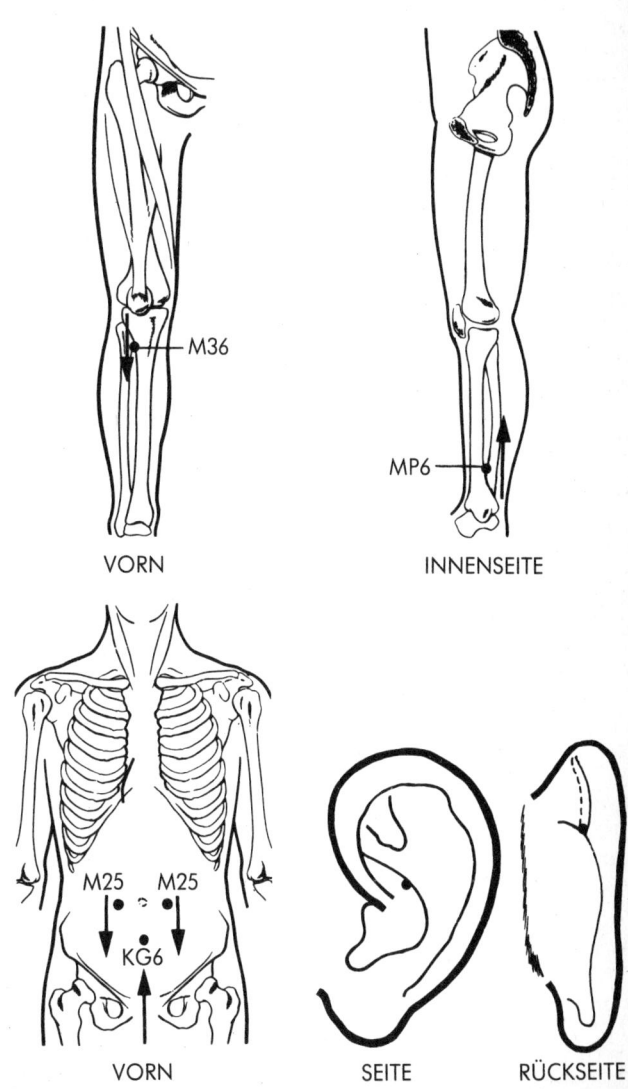

VORN

INNENSEITE

M36

MP6

M25   M25

KG6

VORN

SEITE

RÜCKSEITE

Hämorrhoiden

Hämorrhoiden sind Erweiterungen der Mastdarmvenen innerhalb des Afterschließmuskels, aus dem sie bisweilen auch hervortreten. Einer der von den Chinesen verwendeten Druckpunkte befindet sich am Scheitelpunkt des Kopfes. Es scheint verwunderlich, daß von hier aus auf Hämorrhoiden Einfluß genommen werden kann; doch war ich selber Zeuge einer Behandlung in China, bei der vor meinen Augen äußere Hämorrhoiden zurückgingen, während der Punkt LG20 auf dem Scheitel stimuliert wurde.

Punkte:
LG20, LG1, B40 + Ohrpunkte.

→ = Richtung der Akupressur-Massage

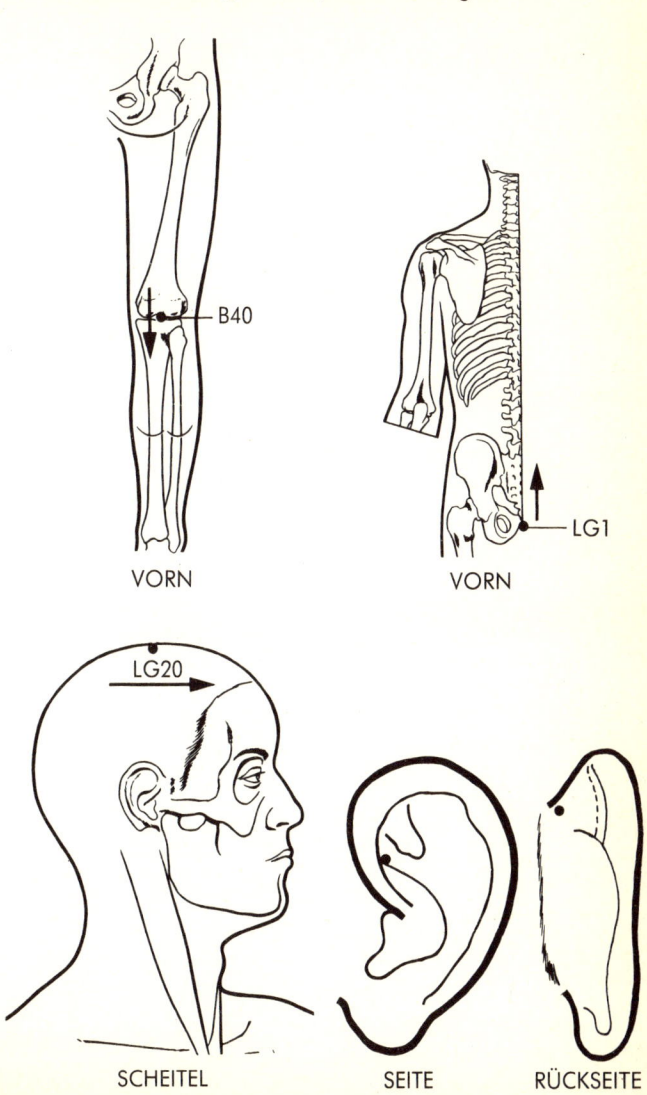

VORN

VORN — LG1

B40

SCHEITEL   SEITE   RÜCKSEITE

LG20

Leberstörungen

Leberstörungen gehen oft mit allgemeiner Gereiztheit einher, und wer an ihnen leidet, verträgt keine fetthaltigen
Speisen. Man sollte also weniger fetthaltige Nahrung zu sich
nehmen, da die Leber für die Verarbeitung der Fettstoffe in
der Nahrung zuständig ist.

Punkte:
    Le3, Le14, KG12 + Ohrpunkt.

———➤ = Richtung der Akupressur-Massage

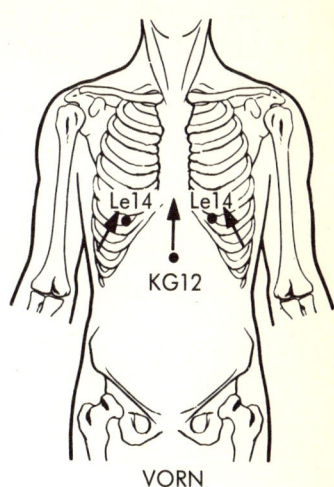

VORN

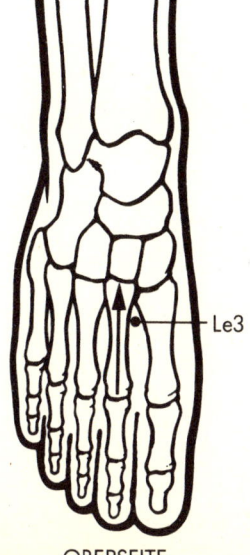

OBERSEITE

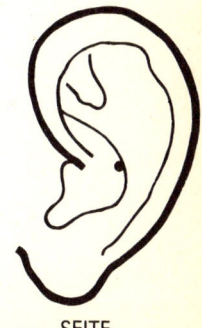

SEITE

Oberbauchschmerzen

Schmerzen im Oberbauch treten häufig auf und es ist sehr
wichtig, die Ursache dafür von einem Arzt feststellen zu
lassen. Meistens hängt das Problem mit dem Magen zusammen – z. B. aufgrund eines Magengeschwürs – oder mit
Problemen der Gallenblase.

Punkte:
3E6, MP6, MP9, Le14 + Ohrpunkte.

= Richtung der Akupressur-Massage

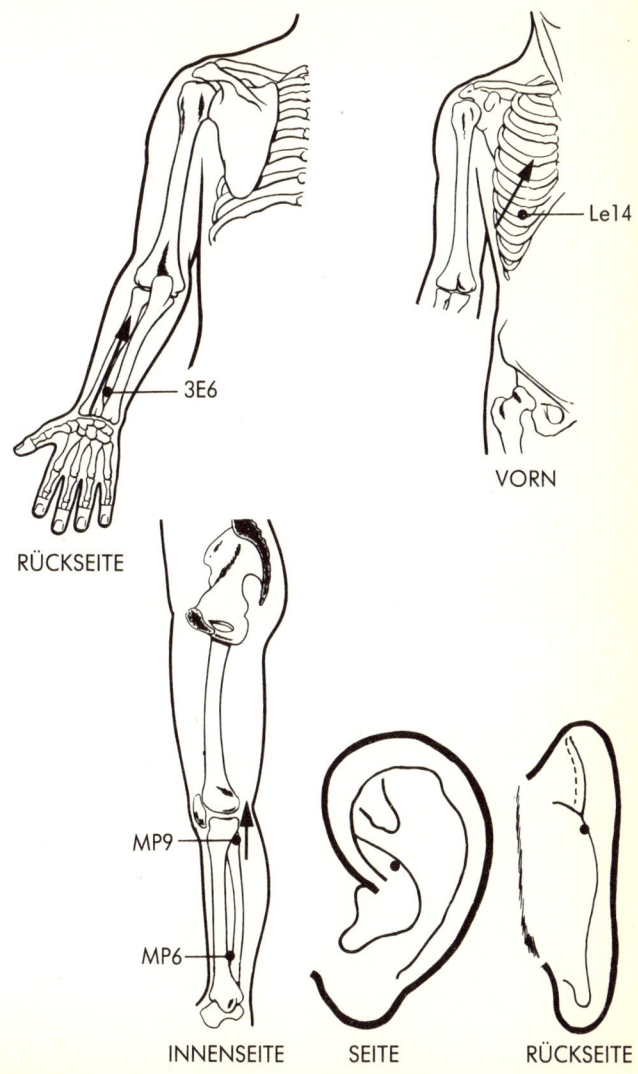

Le14

3E6

VORN

RÜCKSEITE

MP9

MP6

INNENSEITE   SEITE   RÜCKSEITE

Sodbrennen

Sodbrennen ist ein Aufstoßen der Magensäure in die Speise-
röhre. Manchmal hängt es mit einer Hiatushernie zusammen, wobei sich der obere Teil des Magens (der sog.
Fundus), nach oben in den Brustraum vorwölbt. Diese
Erscheinung findet sich oft bei übergewichtigen Patienten;
man wirkt ihr daher am besten durch Gewichtsverlust
entgegen.

Punkte:
    KG12, M36 + Ohrpunkt.

━━━━▶ = Richtung der Akupressur-Massage

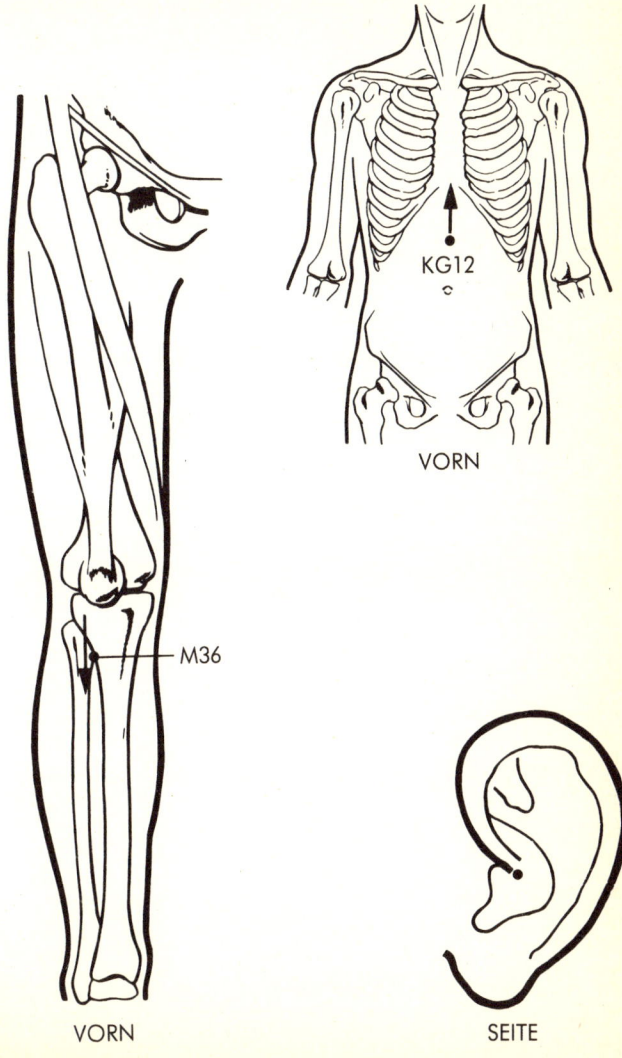

KG12

VORN

M36

VORN

SEITE

Übelkeit

Übelkeit kann viele Ursachen haben; doch sorgt Akupressur meist für rasche Abhilfe.

Punkte:
P6, M36 + Ohrpunkt.

⟶ = Richtung der Akupressur-Massage

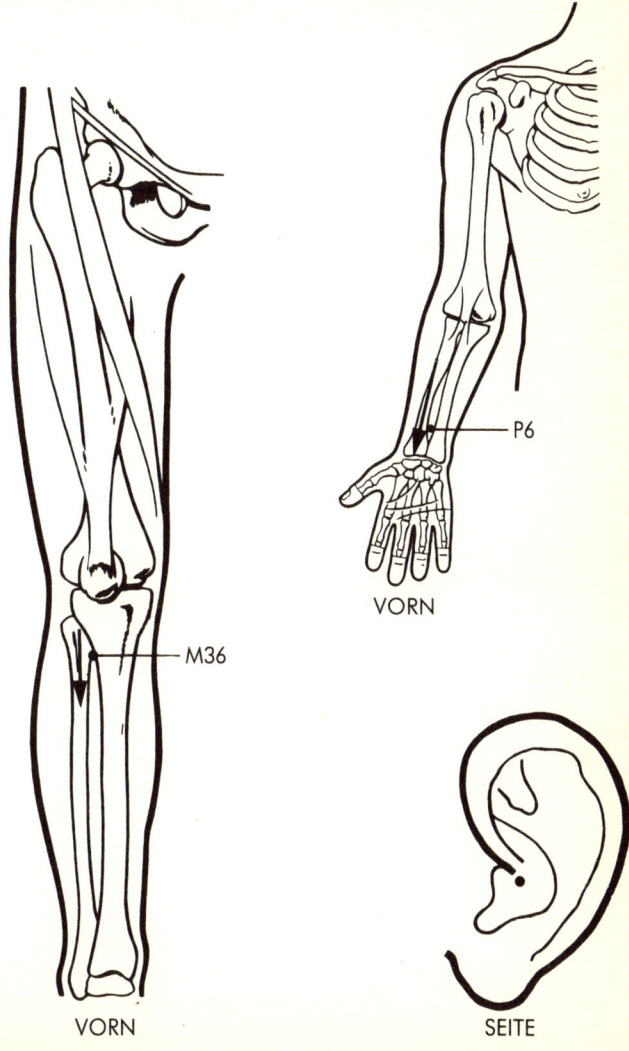

VORN

P6

VORN

M36

SEITE

Verstopfung

Wer an Verstopfung leidet, sollte seine Eßgewohnheiten
überprüfen. Erforderlich ist eine ballaststoffreiche Kost:
Vollkornbrot (kein Weißbrot!), viel frisches Gemüse, insbesondere rohe Möhren, Blumenkohl und Kohl, sowie viel
frisches Obst. Konserven und Fertiggerichte dagegen sind
zu vermeiden.

Punkte:

Le2, Di4, M25+ Ohrpunkte.

⟶ = Richtung der Akupressur-Massage

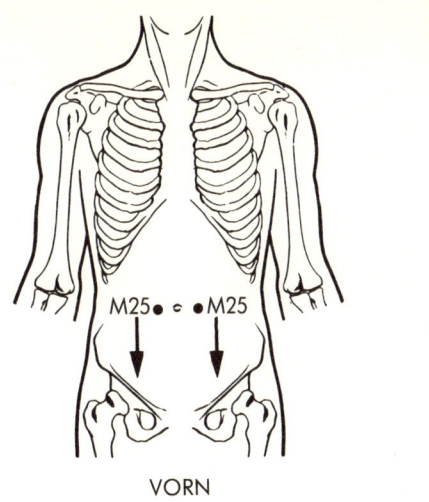

VORN

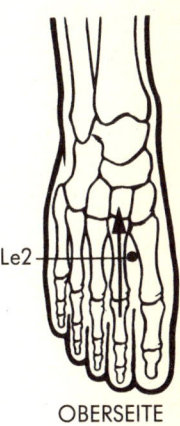

OBERSEITE

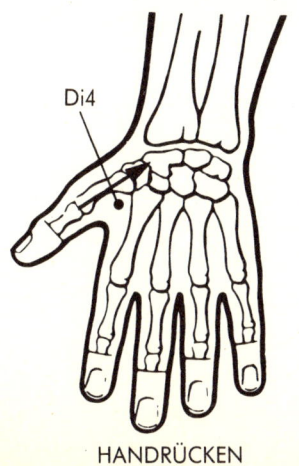

HANDRÜCKEN

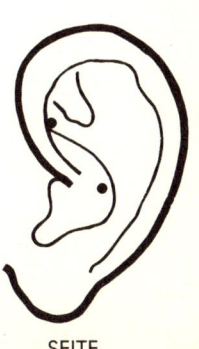

SEITE

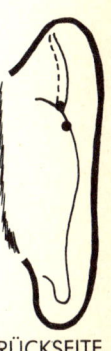

RÜCKSEITE

5. Hautprobleme

Akne

Viele Jugendliche leiden unter Akne, zu deren örtlicher
Behandlung eine Menge Salben und Cremes angeboten
werden, die leider selten den in sie gesetzten Hoffnungen und
Erwartungen entsprechen. Es empfiehlt sich, außer Akupressur noch andere Methoden auszuprobieren. Vorrangig
ist die regelmäßige Darmentleerung. Eine Ernährung, die
viel Ballaststoffe und wenig schleimbildende Nahrungsmittel
enthält (Vollkornbrot, viel Rohkost und Verzicht auf
Fleisch, Milch und Milchprodukte, Eier und vor allem
Schokolade) wird den gewünschten Erfolg bringen.

Punkte:
Di4, M7, M36 + Ohrpunkte.

➤ = Richtung der Akupressur-Massage

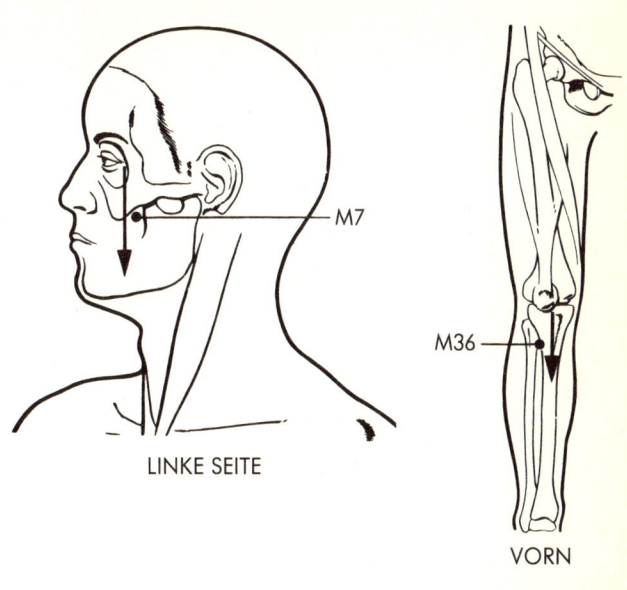

LINKE SEITE

VORN

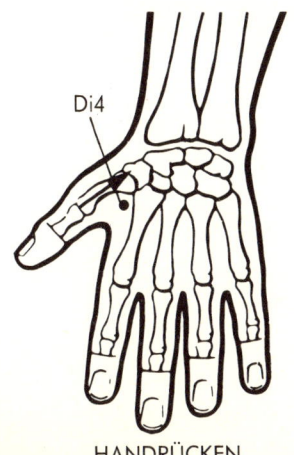

HANDRÜCKEN

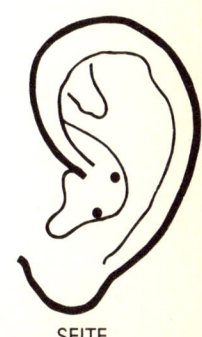

SEITE

Ekzem

Ein Ekzem ist eine allergische Entzündung der Haut. Meistens tritt es in Hautfalten auf, z. B. in Ellenbogen und
Kniekehle. Ekzeme werden üblicherweise mit Steorid-
Salben (Cortison) behandelt, die bei längerer Anwendung
zu Hautverdünnung führen. Daher ist jede alternative
Behandlung ohne Nebenwirkung sehr zu begrüßen.
Ekzeme sind in einigen Fällen allergische Reaktionen auf
Bestandteile der Nahrung, vorwiegend Milch und Milchprodukte sowie Eier. Es lohnt sich, eine Ernährungsweise zu
erproben, bei der auf die betreffenden Nahrungsmittel
verzichtet wird.

Punkte:
    Le3, M36 + Ohrpunkte.

= Richtung der Akupressur-Massage

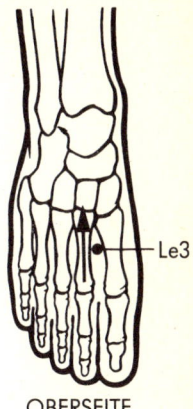

Le3

OBERSEITE

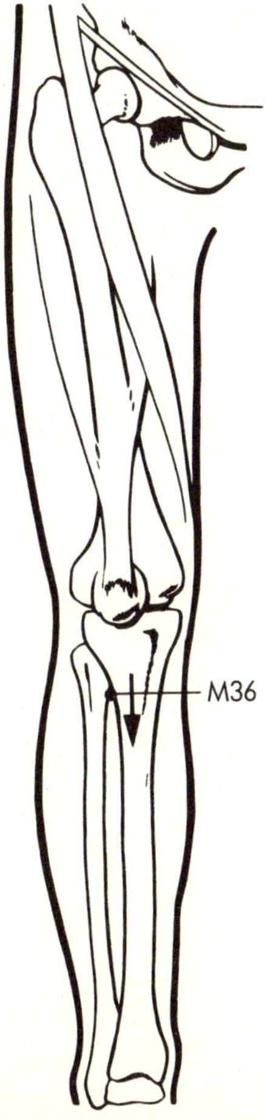

M36

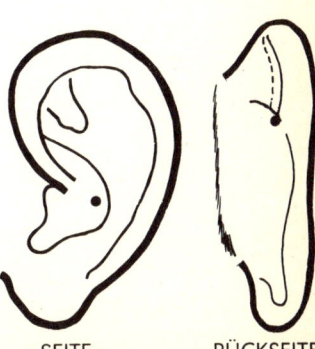

VORN

SEITE

RÜCKSEITE

6. Erkrankungen der Atemwege

Asthma

Man kann bei Asthma gute Erfolge mit Akupressur erzielen, doch sollte sie nicht als vollwertiger Ersatz für Medikamente betrachtet werden. Bei diesen handelt es sich
gewöhnlich um Inhalationsmedikamente zur Erweiterung
der Bronchien. Vor allem bei schweren Asthmaanfällen
sollten, wenn die Anwendung von Akupressur erfolglos
bleibt, bronchienerweiternde Medikamente angewendet
werden.

Punkte:
   KG17, B13, M36, N7 + Ohrpunkt.

= Richtung der Akupressur-Massage

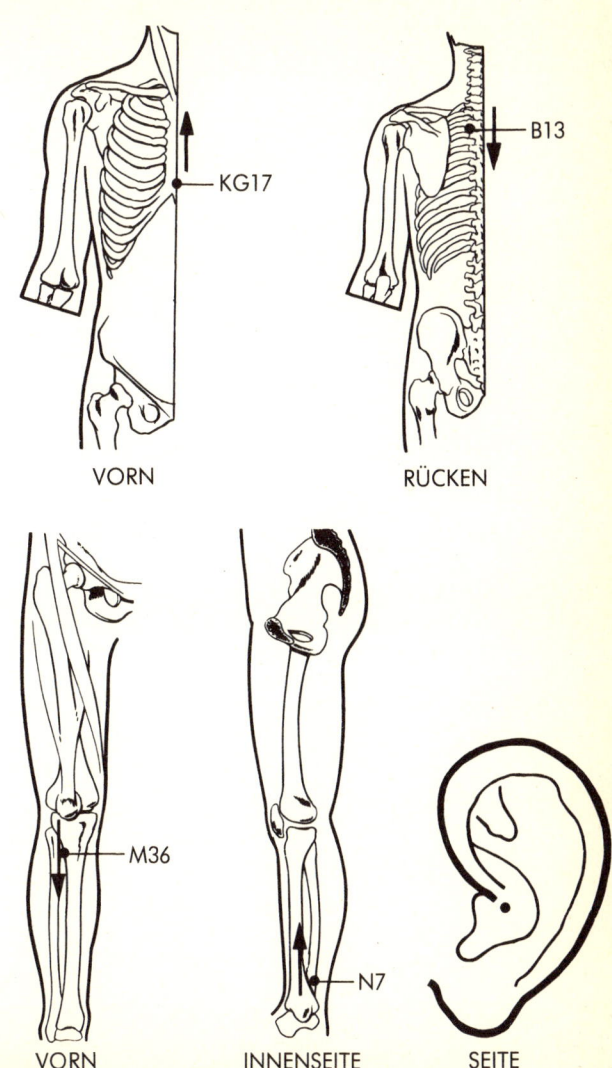

VORN   RÜCKEN

VORN   INNENSEITE   SEITE

Bronchitis

Akute Bronchitis tritt meist infolge bakterieller Infektionen
während der Wintermonate auf; chronische Bronchitis kann
aufgrund dauernder Reizung der Bronchialschleimhaut
durch Rauch, Staub oder Chemikalien hervorgerufen werden. Die Patienten leiden unter starkem Husten mit reichli-
chem schleimigem Auswurf. Das Rauchen sollte unbedingt
aufgegeben und Situationen mit starker Luftverschmut-
zung, wie z. B. der Aufenthalt in Garagen usw., sollten
vermieden werden.

Punkte:
    M40, MP6, B13, KG17 + Ohrpunkt.

= Richtung der Akupressur-Massage

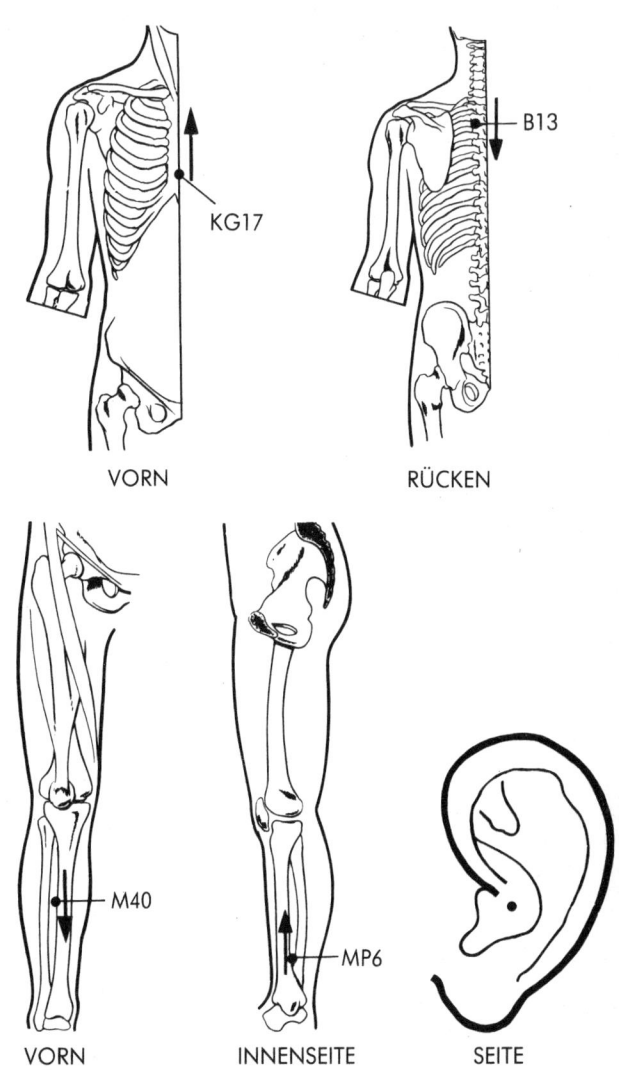

VORN

RÜCKEN

VORN

INNENSEITE

SEITE

7. Probleme des Urogenitalsystems

Bettnässen

Für dieses Problem erweist sich die Akupressur, vor allem bei Kindern, als nützliche Behandlungsmethode.

Punkte:
N3, MP6, KG4 + Ohrpunkte.

→ = Richtung der Akupressur-Massage

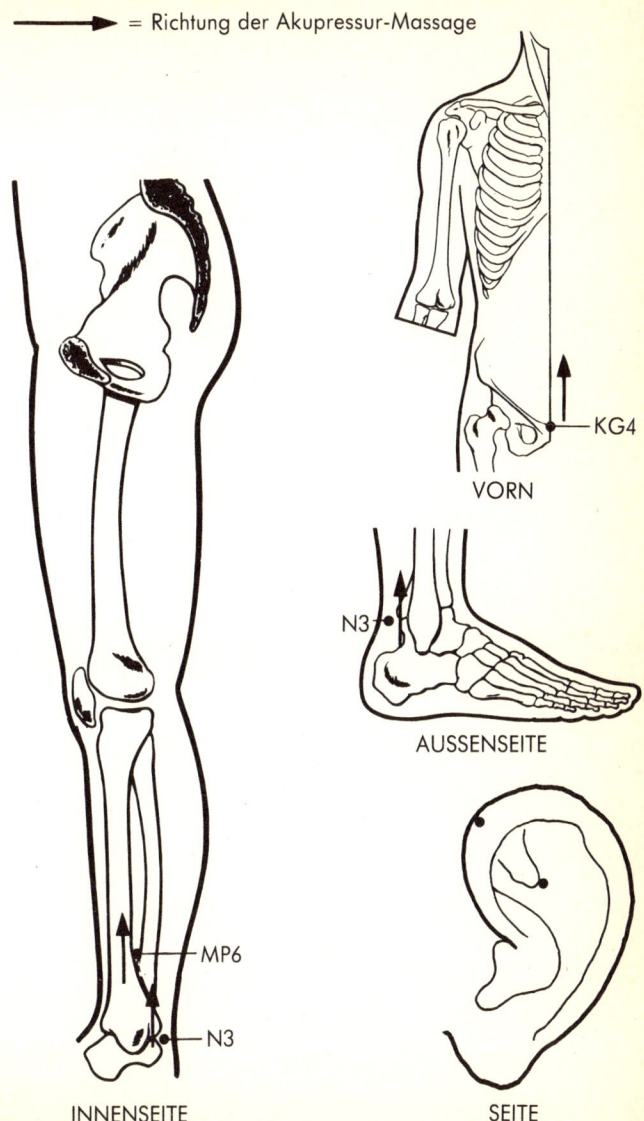

VORN

KG4

AUSSENSEITE

N3

INNENSEITE

MP6

N3

SEITE

Harninkontinenz

Häufiger unkontrollierbarer Abgang geringer Mengen von Urin, ein Leiden, von dem viele ältere Personen betroffen sind; vor allem Männer mit vergrößerter Prostata (der Vorsteherdrüse, die sich unterhalb der Harnblase befindet). In einigen Fällen kann Akupressur Hilfe bringen.

Punkte:
KG2, MP6 + Ohrpunkt.

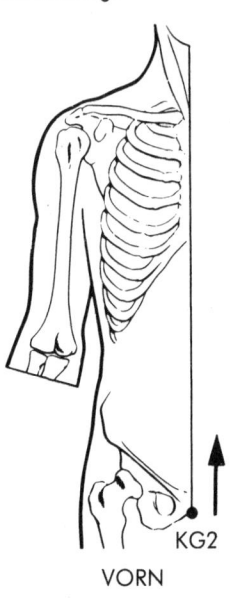 = Richtung der Akupressur-Massage

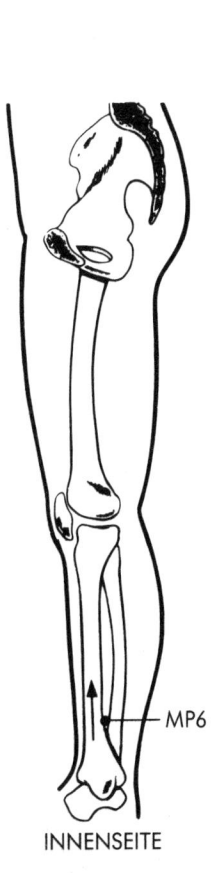

KG2

VORN

MP6

INNENSEITE

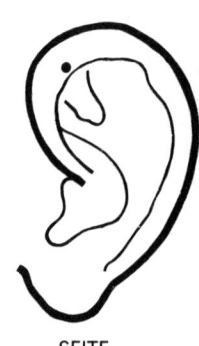

SEITE

Harnverhaltung

Ein Problem, das meistens bei älteren Männern auftritt und gewöhnlich auf eine Vergrößerung der Prostata an der Basis der Harnblase zurückzuführen ist. Kommt es zu wiederholter Verhaltung, so muß der Rat eines Urologen eingeholt werden. Die Behandlung mit Akupressur kann sehr erfolgreich sein, wenn sie frühzeitig genug erfolgt.

Punkte:
MP6, MP9, B28 + Ohrpunkt.

⟶ = Richtung der Akupressur-Massage

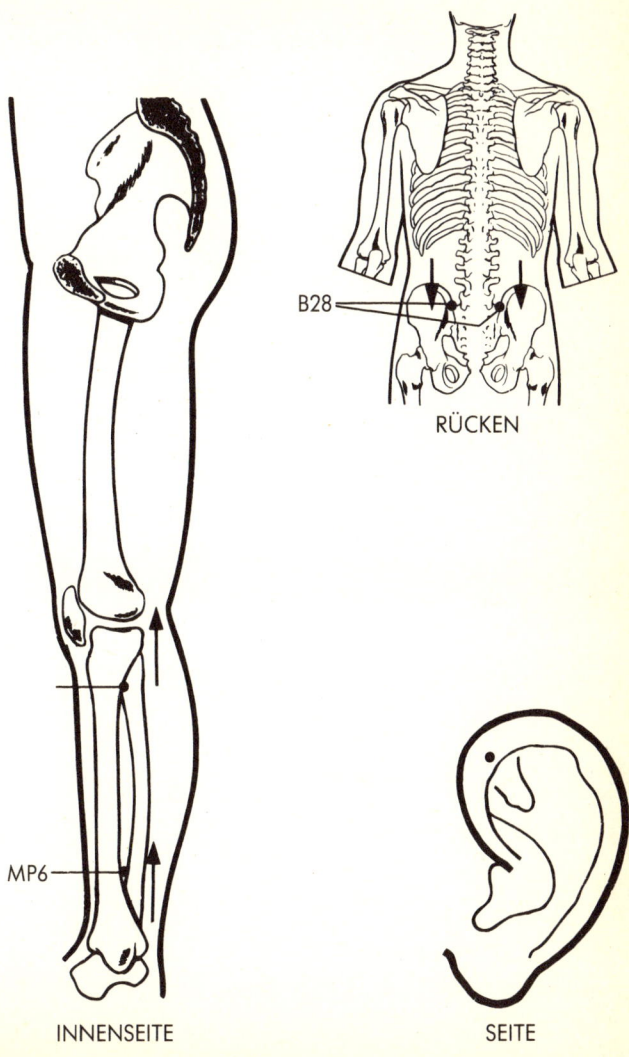

B28

RÜCKEN

MP6

INNENSEITE   SEITE

8. Verschiedene Beschwerden

Bindehautentzündung (Conjunctivitis)

Conjunctivitis ist eine Entzündung der Augenbindehaut, der obersten Schicht des Augapfels. Bei wiederholtem Auftreten von Bindehautentzündung sollte ein Augenarzt konsultiert werden.

Punkte:
    Le3, M36, Taiyang + Ohrpunkt.

⟶ = Richtung der Akupressur-Massage

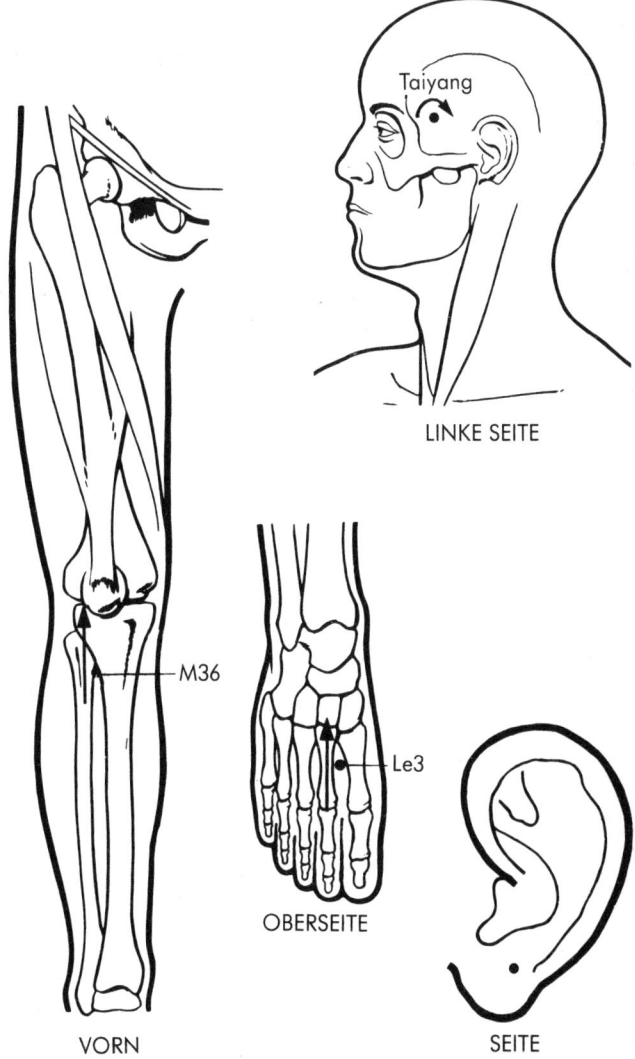

Taiyang

LINKE SEITE

M36

Le3

OBERSEITE

VORN

SEITE

Fieber

Zur Symptombehandlung bei Fieber ist Akupressur geeignet, doch muß auch die Ursache behandelt werden. Im Falle einer bakteriellen Infektion kann es notwendig werden, auf Antibiotika zurückzugreifen.

Punkte:
LG14, Di11, Di4 + Ohrpunkt.

—→ = Richtung der Akupressur-Massage

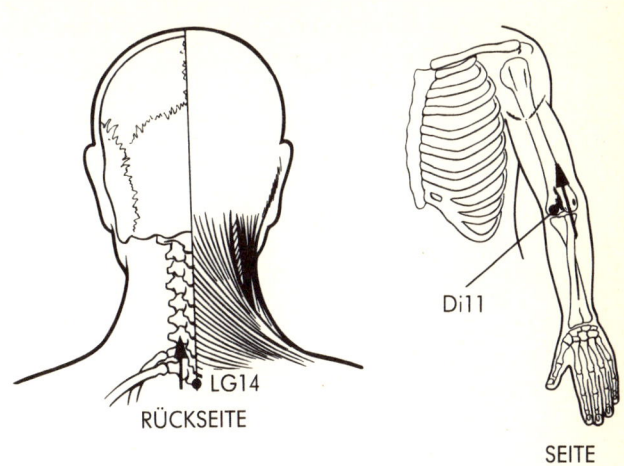

RÜCKSEITE

Di11

SEITE

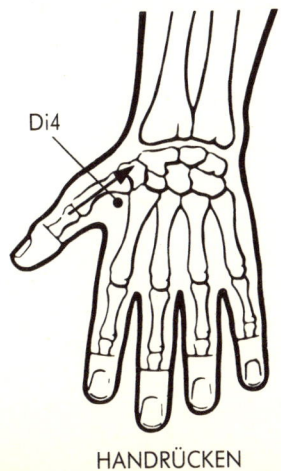

Di4

HANDRÜCKEN

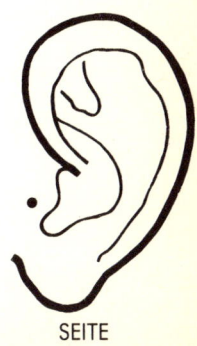

SEITE

Heuschnupfen

Heuschnupfen ist eine allergische Reaktion auf die Pollen von Gräsern und Blüten und ist daher eine jahreszeitlich bedingte Beschwerde. Homöopathische Behandlung mit homöopathischen Gras- und Blütenpollen kann oft Hilfe bringen. Akupressur wirkt als unterstützende Maßnahme und ist manchmal auch an und für sich erfolgreich.

Punkte:

Le3, M36 + Ohrpunkt.

→ = Richtung der Akupressur-Massage

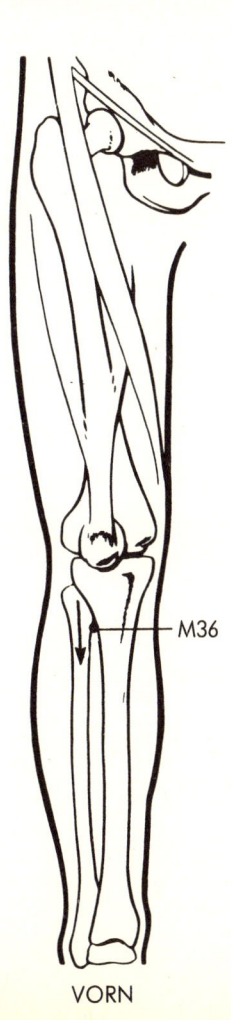

VORN

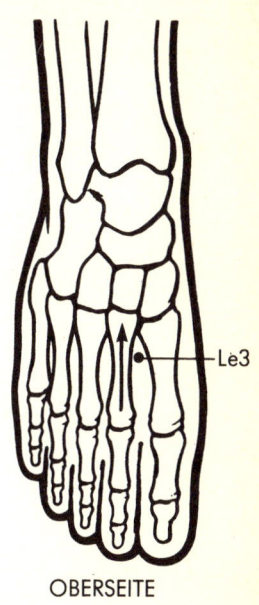

OBERSEITE

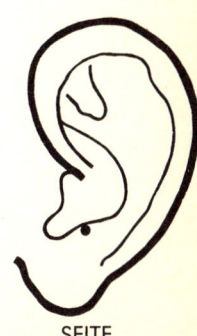

SEITE

Hitzewallungen

Hitzewallungen treten meistens während der Menopause
auf und werden durch eine hormonelle Unausgeglichenheit
verursacht, die während dieser Zeit auftreten kann. Sie sind
besonders schwierig zu behandeln, und Akupressur bildet
eine sichere und oft wirksame Methode, ihnen beizukom-
men. Die Behandlungen sollten regelmäßig stattfinden,
auch wenn zur Zeit der Behandlung gerade keine Hitzewallungen auftreten.

Punkte:
   M36, MP6 + Ohrpunkte.

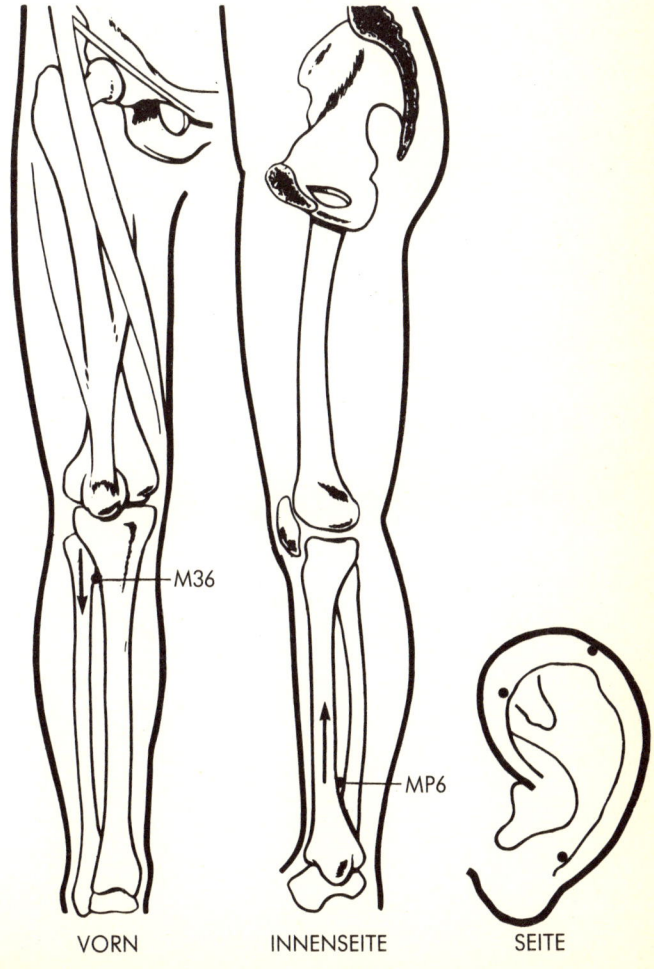

➤ = Richtung der Akupressur-Massage

M36

MP6

VORN   INNENSEITE   SEITE

Juckreiz (Pruritus)

Wenn der Juckreiz mit Hautausschlag einhergeht, sollte ein
Arzt konsultiert werden, Akupressur ist oft ein geeignetes
Mittel gegen Juckreiz im allgemeinen; doch falls eine spezielle Ursache gegeben ist, sollte der Rat eines Arztes
eingeholt werden, um sie zu identifizieren und entsprechend
zu behandeln.

Punkte:
Di11, MP10, MP6 + Ohrpunkt.

→ = Richtung der Akupressur-Massage

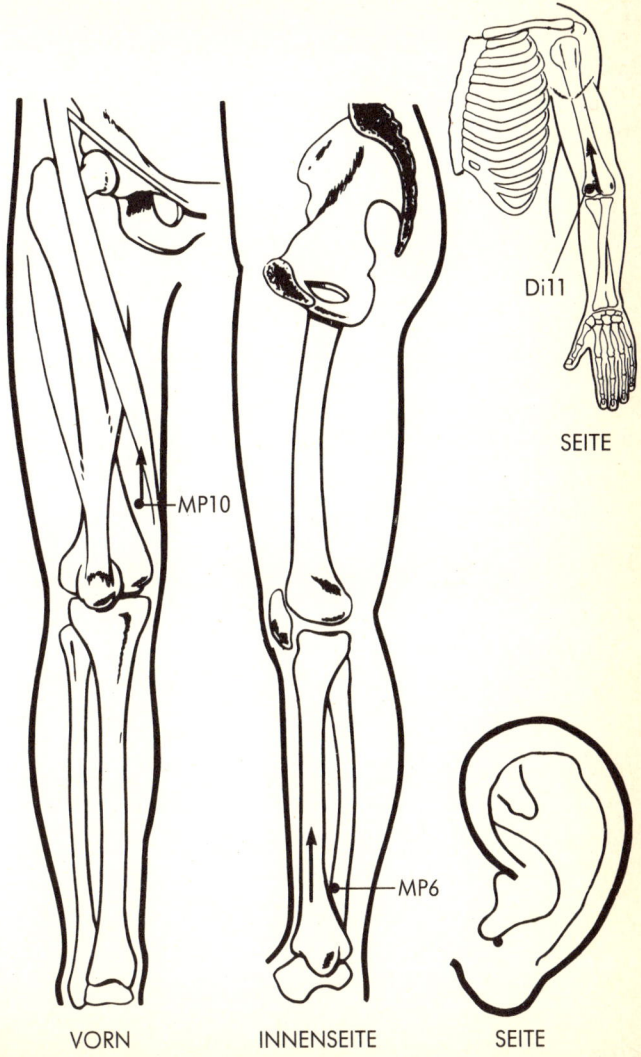

VORN INNENSEITE SEITE

Verringerte Libido

Bei einigen Fällen von verringerter Libido kann Akupressur zum Erfolg führen. Diese Behandlung kann nicht als Aphrodisiakum betrachtet werden.

Punkte:
MP6, M36, KG6 + Ohrpunkt.

⟶ = Richtung der Akupressur-Massage

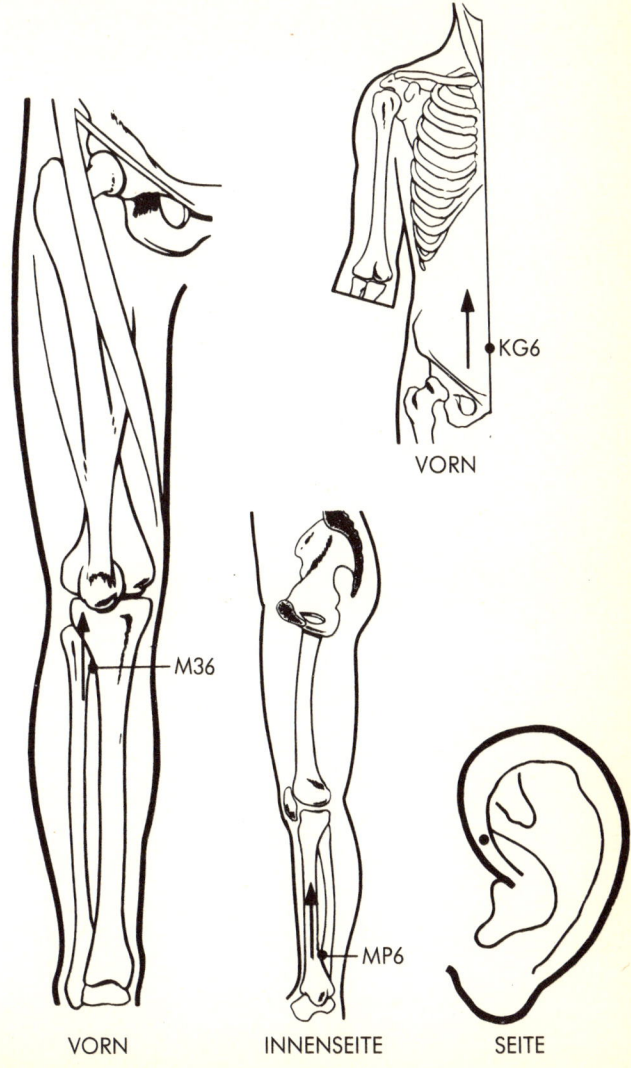

VORN

M36

VORN   INNENSEITE   SEITE

KG6

MP6

Ohnmachtsanfälle

Bei immer wieder auftretenden Ohnmachtsanfällen sollte
ärztlicher Rat eingeholt werden. Falls jedoch die vom Arzt
verschriebenen Maßnahmen keine Besserung bringen,
sollte man es mit Akupressur versuchen.

Punkte:
KG26, H7, P6 + Ohrpunkte.

= Richtung der Akupressur-Massage

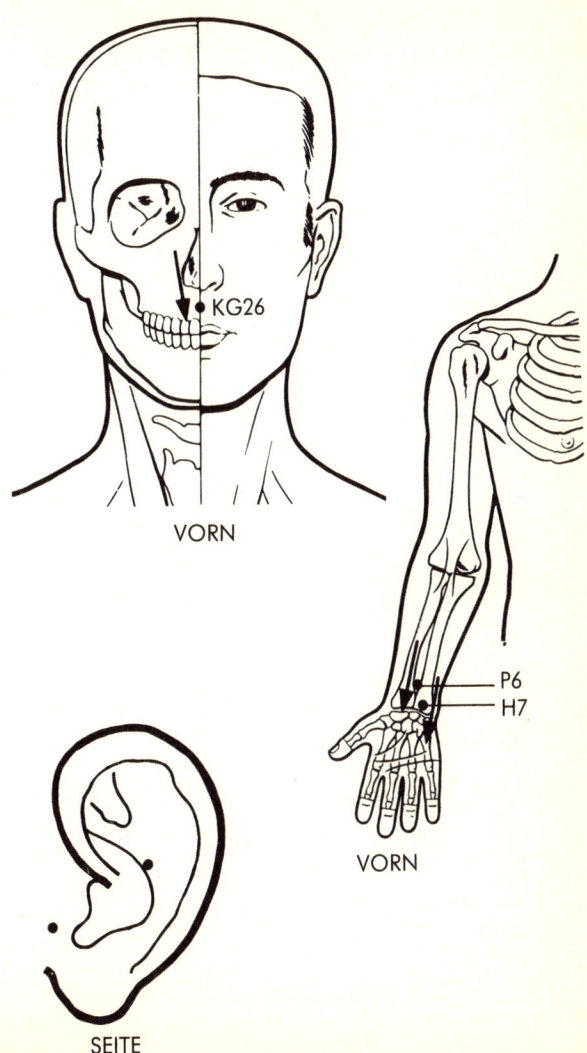

VORN

KG26

P6
H7

VORN

SEITE

Schlaflosigkeit

Da die Ursachen für Schlafstörungen nicht immer klar
zutage liegen, werden sie in der Regel rein symptomatisch
(mit Schlaftabletten) behandelt. Akupressur kann dazu
beitragen, die Abhängigkeit des Patienten von Schlafmit-
teln zu verringern.

Punkte:
    H7, MP6, N3 + Ohrpunkt.

⟶ = Richtung der Akupressur-Massage

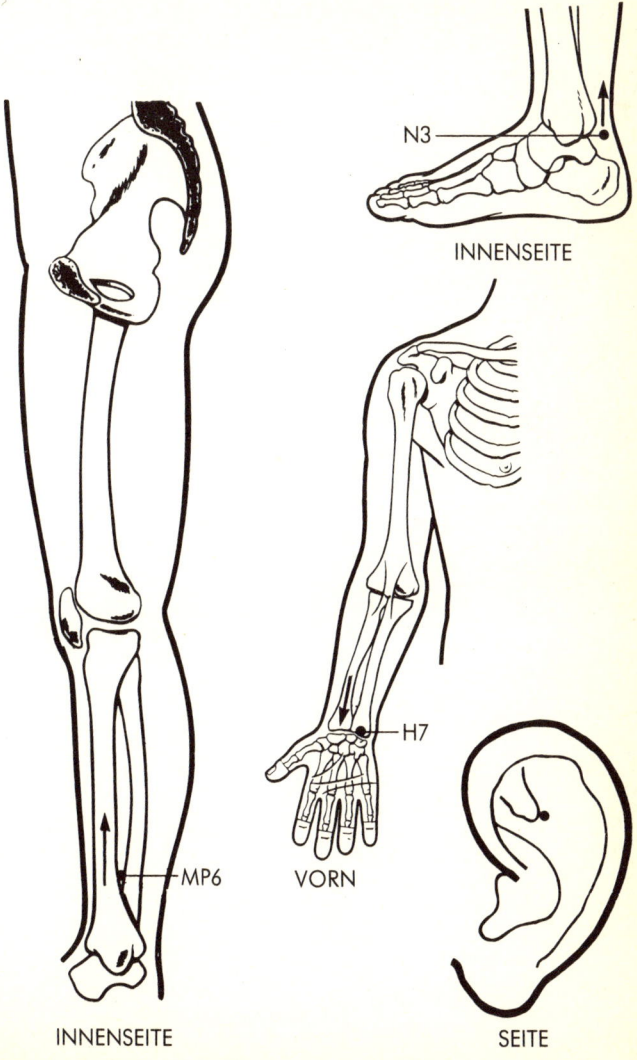

N3

INNENSEITE

H7

VORN

MP6

INNENSEITE

SEITE

Schluckauf

Schluckauf entsteht, wenn die Zwerchfellmuskulatur sich
krampfartig rhythmisch zusammenzieht. Er kann eine sehr
lästige Störung sein, die sich jedoch mit Akupressur recht
gut behandeln läßt. Zusätzlich sollte man ein Glas kaltes
Wasser trinken und sich dabei die Nase zuhalten, wodurch
der Atem angehalten wird. Dies wirkt als Gegenhalt auf das
Zwerchfell.

Punkte:
    B17, M36 + Ohrpunkt.

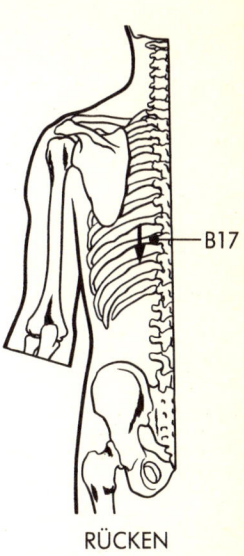

⟶ = Richtung der Akupressur-Massage

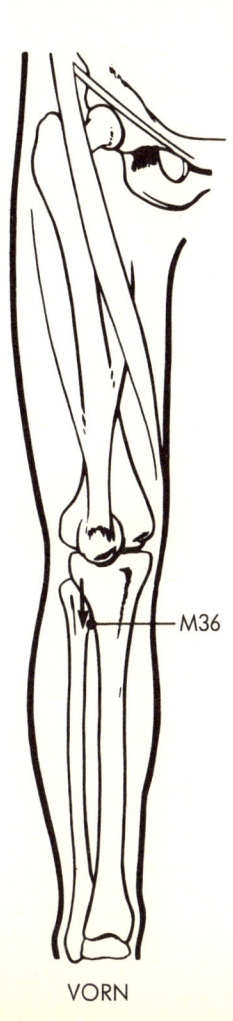

B17

RÜCKEN

M36

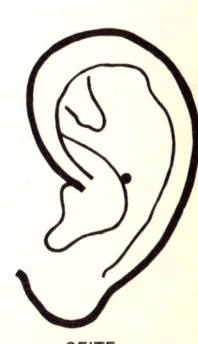

VORN

SEITE

Schwitzen, übermäßiges

Übermäßiges Schwitzen kann viele Ursachen haben, z. B.
Fieber, allgemeine Schwäche, Streß und Anspannung. In
einigen Fällen kann Akupressur Hilfe bringen.

Punkte:
H6, N7 + Ohrpunkt.

→ = Richtung der Akupressur-Massage

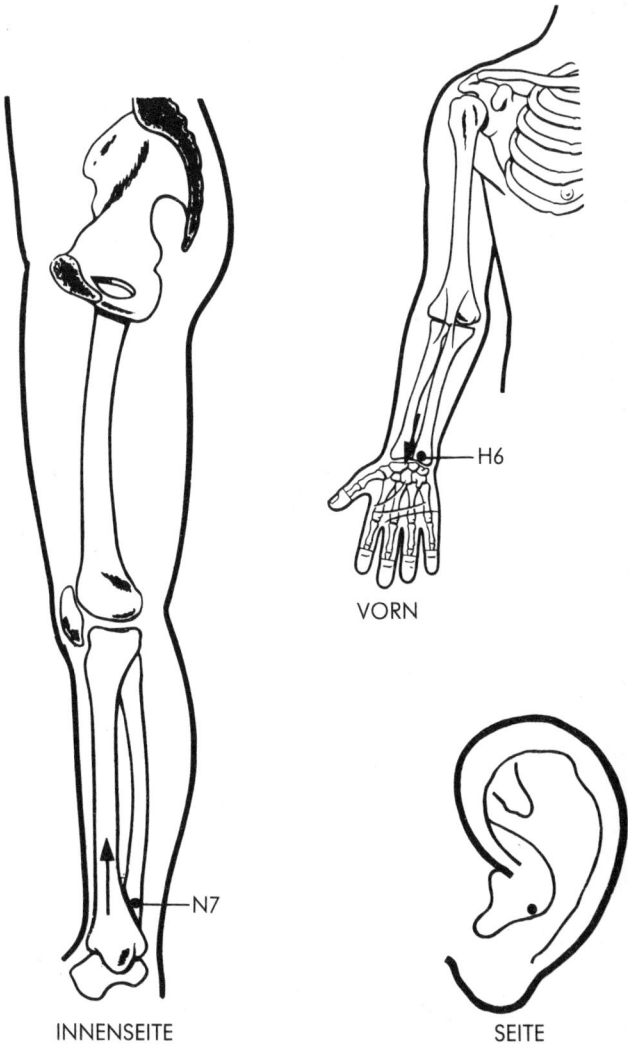

VORN

H6

INNENSEITE

N7

SEITE

9. Sportverletzungen

Immer mehr Menschen jeglichen Alters treiben irgendeine Art Sport, und so nimmt auch die Anzahl der Sportverletzungen zu. Da gilt es vor allem, die Verletzung möglichst umgehend zu behandeln.

Hier bietet sich natürlich die Akupressur als erste Hilfsmaßnahme an; denn man hat zwar nicht bei jeder sportlichen Betätigung einen Arzt oder Physiotherapeuten zur Hand, doch wird ein Sportler im allgemeinen wohl imstande sein, dieses Buch zu lesen, zu verstehen und Akupressur anzuwenden. Wenn Verdacht auf irgendeine ernsthafte Verletzung besteht, muß ein Arzt konsultiert werden.

Vergessen Sie nicht, daß bei jeder Verletzung ein Knochenbruch vorliegen kann. Akupressur ist nicht die geeignete Methode zur Heilung eines Knochenbruchs. Meistens handelt es sich bei Sportverletzungen um Prellungen und Quetschungen unterschiedlichen Grades, Muskelrisse, Sehnenverletzungen und Sehnenentzündungen. Akupressur ist eine wirkungsvolle Methode zur Behandlung all dieser Verletzungen, außer bei totalem Muskelriß, der meistens an der Achillessehne des Fußgelenks auftritt.

Vor der Anwendung von Akupressur sind andere Maßnahmen erforderlich, insbesondere die Ruhigstellung des verletzten Körperteils und Eiskompressen, wodurch die Gewebe abgekühlt und eventuelle Blutungen gestillt werden. Danach ist der Augenblick für die Akupressur gekommen. Bei Blutungen ist ein fester Verband anzulegen, um weiteren Blutverlust zu verhindern; doch sollte der Verband nicht so fest sein, daß er die Zirkulation unterbindet. Falls Finger oder Zehen des bandagierten Gliedes blau anlaufen, ist dies ein Zeichen dafür, daß der Druckverband zu eng ist und etwas gelockert werden sollte. Auch sollte der betroffene Körperteil möglichst hochgelagert werden, um Schwellungen des Gewebes zu verringern.

Bei gekonnter Anwendung von Akupressur wird die (als Ödem bezeichnete) Gewebeschwellung in vielen Fällen innerhalb von Minuten zurückgehen. Praktisch bedeutet dies, daß die Sportverletzung eine wirksamere Behandlung erfährt und daher rascher ausheilen wird. Anders gesagt, der Sportler kann seine Aktivitäten früher wiederaufnehmen, als dies normalerweise der Fall wäre.

Armverletzungen

Bizepssehnenentzündung

Verursacht Schmerzen an der Vorderseite der Schulter, wo sich der lange Bizepskopf befindet. Diese Verletzung ist häufig bei Sportarten wie Werfen oder Schwimmen, die eine starke Schulterrotation erfordern. Vor allem die nach rückwärts ausgreifende Armbewegung wird als schmerzhaft empfunden.

Punkte:

Ah-Shi-Punkte (die empfindlichen Punkte der Schmerzzone), 3E5, Di4 + Ohrpunkt.

● **Rehabilitation:**
Sie müssen mit 3–4 Wochen Genesungszeit rechnen.
Die Tätigkeit, welche die Beschwerden ausgelöst hat, muß unterbrochen werden. Wenn die Schmerzen nachlassen, können Sie beginnen, Übungen zu machen. Halten sie dabei den Arm gestreckt.

1. Schwingen Sie den Arm vorwärts und rückwärts, dabei allmählich den Umfang der Bewegung steigernd.
2. Legen Sie sich auf den Rücken, die Arme neben dem Körper. Führen Sie den verletzten Arm im Bogen nach oben und rückwärts. Versuchen Sie, den Arm in den Boden zu drücken und kehren Sie in die Ausgangsposition zurück.

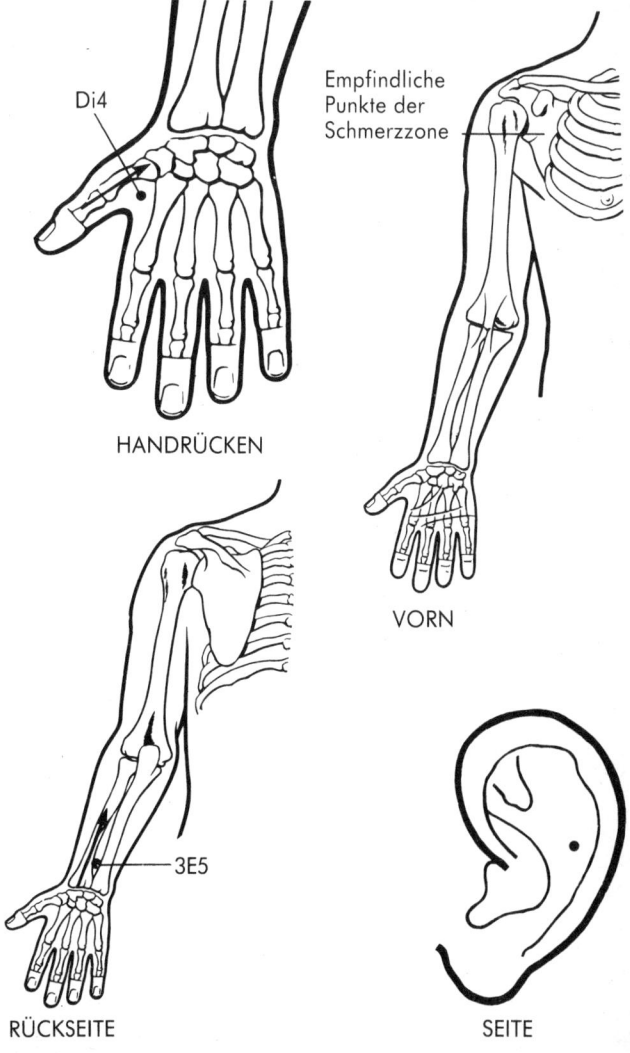

= Richtung der Akupressur-Massage

Di4

Empfindliche
Punkte der
Schmerzzone

HANDRÜCKEN

VORN

3E5

RÜCKSEITE

SEITE

Carpaltunnelsyndrom

Zu enge Stützbandagen oder eine Überbeanspruchung der
Handgelenke können manchmal eine Druckneuralgie mit
Schmerz und Kribbeln in Daumen, Zeigefinger, Mittelfinger und teilweise im Ringfinger erzeugen, die typisch ist für
das Carpaltunnelsyndrom. Oft fühlen sich die Finger
abnorm groß an; einige Patienten sagen, daß ihre Finger sich
anfühlen wie ein Büschel Bananen. Falls nach 2 Wochen
keine Besserung eingetreten ist, gehen Sie zum Arzt.

Punkte:
    P6, P7 + Ohrpunkt.

● Rehabilitation:
    Wenn die Finger sich wieder normal anfühlen, sollte
man die Hände einfach wieder so normal wie möglich
bewegen. Spezielle Übungen sind nicht erforderlich.

➤ = Richtung der Akupressur-Massage

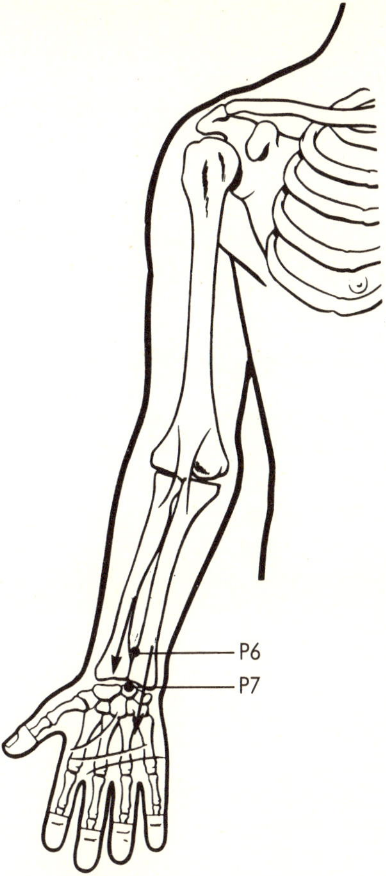

P6

P7

VORDERSEITE

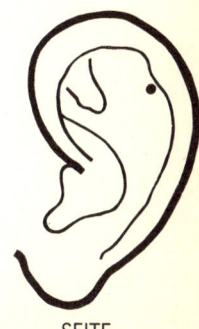

SEITE

Daumen- und Fingerverstauchungen

Verstauchte Daumen und Finger sind häufige Sportverletzungen; sie entstehen oft durch ein Umbiegen des Daumens
oder Fingers beim Zusammenprall mit einem anderen Spieler oder durch ungeschicktes Fangen beim Basketballspiel.

Punkte:

Ah Shi-Punkte (empfindliche Punkte der Schmerzzone), Di4, Di5 + Ohrpunkt.

● **Rehabilitation:**
Sie müssen mit 2–3 Wochen Genesungszeit rechnen.
Warten Sie nach der Verletzung 2 Tage ab und begin-
nen Sie dann folgende Übungen, wobei die Hand in einer
Schüssel mit warmem Wasser liegt:

1. Öfnnen und schließen Sie die Faust.
2. Öffnen und schließen Sie Finger und Daumen.
3. Die Hand kann 15–20 Minuten ins warme Wasser
getaucht bleiben.

*Wenn der Schmerz nachläßt, können Sie Ihren Griff
verbessern, indem Sie die folgenden Gegenstände in der
Hand zusammenpressen:*
   a) ein Wollknäuel
   b) einen Squashball
   c) einen Tennisball
Erst wenn Sie a) schmerzlos zusammendrücken können,
dürfen Sie zu b) übergehen, und so fort.

➤ = Richtung der Akupressur-Massage

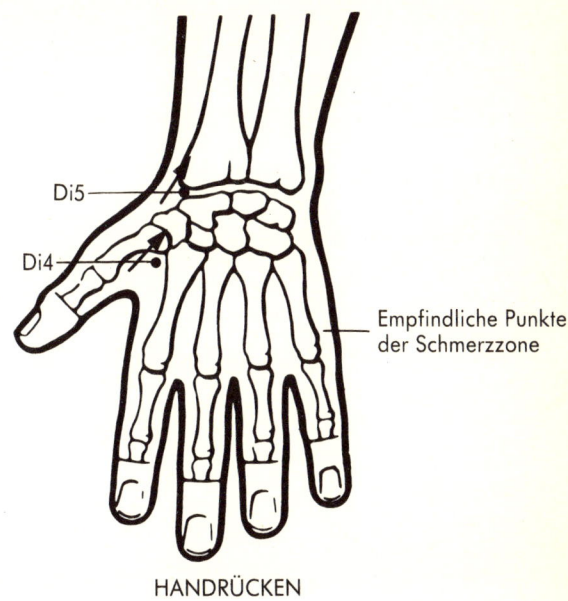

Di5

Di4

Empfindliche Punkte
der Schmerzzone

HANDRÜCKEN

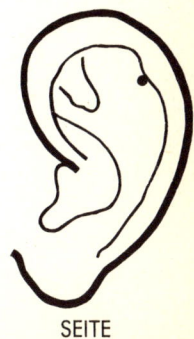

SEITE

Golfspielerellbogen

Ähnlich wie beim Tennisellbogen, nur tritt hier der Schmerz an der Innenseite des Ellenbogens auf. Er befällt die Ansatzstellen der großen Beugermuskeln an der Innenseite des Unterarms. Der Schmerz äußert sich beim Aufwärtsdrehen des Handtellers gegen einen Widerstand und bei bestimmten Greifstellungen.

Punkte:

Ah Shi-Punkte (empfindliche Punkte der Schmerzzone), H3 + Ohrpunkt.

● Rehabilitation:

Sie müssen mit 6 Wochen Genesungszeit rechnen.

1. *Um den Griff zu kräftigen:* Drücken Sie folgende Gegenstände zusammen:

    a) ein Wollknäuel

    b) einen Squashball

    c) einen Tennisball

Erst wenn Sie a) ohne Schmerzen zusammendrücken können, dürfen Sie zu b) übergehen, und so fort.

2. *Um den Bereich zu strecken:* Stellen Sie sich im Abstand von einem knappen halben Meter vor eine Wand. Legen Sie die Handflächen auf die Wand, wobei die Fingerspitzen beider Hände einander zugekehrt sind. Nun beugen Sie die Ellbogen, bis Sie mit der Stirn die Hände berühren und kehren zur Ausgangsposition zurück.

3. *Zur Kräftigung:* Sie nehmen die Sitzstellung ein, wobei Ihr Arm mit aufwärts gekehrtem Handteller auf dem Oberschenkel ruht. Führen Sie nun das Handgelenk aufwärts Richtung Oberkörper. Sie können die Übung steigern, indem Sie dabei eine volle Konservendose in der Hand zu halten versuchen.

➤ = Richtung der Akupressur-Massage

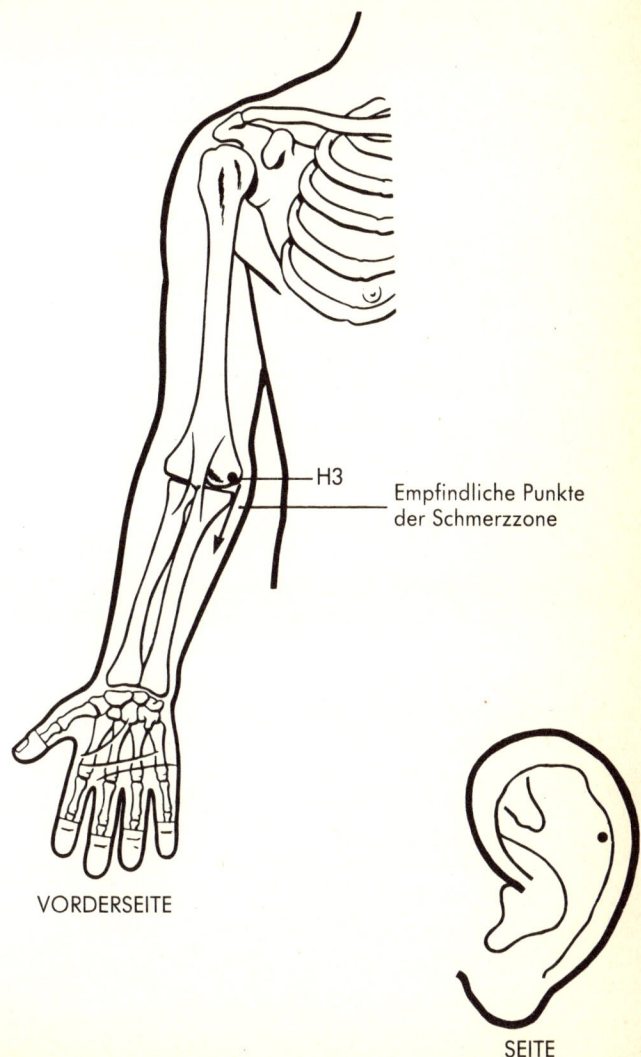

H3

Empfindliche Punkte
der Schmerzzone

VORDERSEITE

SEITE

Handgelenksverletzungen

Zu Verstauchungen des Handgelenks kommt es häufig bei Kontaktsportarten. Meist werden sie durch einen Fall verursacht. Es ist wichtig, sicherzustellen, daß nicht etwa ein Bruch vorliegt, vor allem ein nicht verschobener Bruch der unteren Speiche.

Punkte:
Di5, Dü5, 3E4 + Ohrpunkt.

● Rehabilitation:
Sie müssen mit 4–6 Wochen Genesungszeit rechnen.

1. *Um die Muskeln zu strecken*: Stellen Sie sich im Abstand von knapp einem halben Meter mit dem Gesicht zur Wand. Plazieren Sie die Handrücken in Schulterhöhe gegen die Wand. Beugen Sie die Arme, bis Sie mit der Stirn die Hände berühren und kehren Sie dann in die Ausgangsstellung zurück.

2. Wenn der betroffene Bereich schmerzfrei ist, sollte man ihn durch Drehübungen des Handgelenks kräftigen. Sie stehen mit nach vorn ausgestreckten Armen und halten ein Frotteetuch in den Händen. Nun versuchen Sie, das Frotteetuch zylindrisch zusammenzurollen, wobei die Arme gestreckt bleiben.

3. Verbessern Sie Ihren Griff, indem Sie folgende Gegenstände zusammenpressen:

    a) ein Wollknäuel
    b) einen Squashball
    c) einen Tennisball

Erst wenn Sie a) schmerzlos zusammendrücken können, dürfen Sie zu b) übergehen, und so fort.

➡ = Richtung der Akupressur-Massage

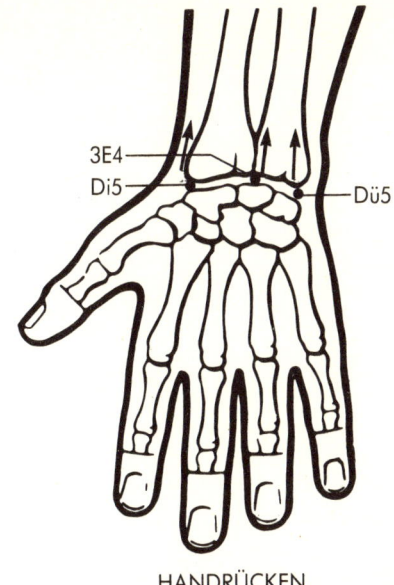

HANDRÜCKEN

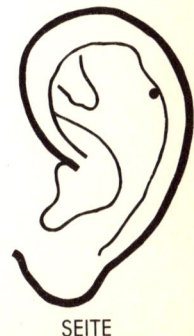

SEITE

Schmerzhafter Bogen
(spezifische Form von Schulterschmerzen)

Hierbei wird Schmerz empfunden, wenn der Arm bis über den Kopf geführt wird. Während des mittleren Teils dieser Bewegung verspürt man das Syndrom des schmerzhaften Bogens. Es rührt entweder von einer Entzündung in einer der Sehnen um den Kopf des Oberarmknochens her oder von einer Entzündung des Schleimbeutels unterhalb der Schulterhöhe, der sich zwischen Schulterhöhe und Kopf des Oberarmknochens befindet.

Punkte:

Ah Shi-Punkte (empfindliche Punkte der Schmerz-zone) und Di4 + Ohrpunkt.

● **Rehabilitation:**
Sie müssen mit 6 Wochen Genesungszeit rechnen.

Es ist wichtig, die Schulter beweglich zu halten, auch wenn aufgrund der Schmerzen der normale Gebrauch eingeschränkt ist.

1.   Sie sitzen an einem Tisch mit glatter Oberfläche und Ihr Arm ruht auf einem Stück Stoff, das auf der Tischplatte liegt. Halten Sie den Arm ausgestreckt und bewegen Sie den Stoff von einer Seite des Tisches zur anderen.

2.   Sie liegen, die Hände im Schoß verschränkt, auf dem Rücken. Führen Sie die Hände über den Kopf und wieder zurück.

3.   Sie liegen auf dem Rücken, die Arme zur Seite. Führen Sie den verletzten Arm am Boden entlang ca. 90 Grad seitlich hoch, heben ihn dann vom Boden ab und führen ihn senkrecht bis über den Kopf.

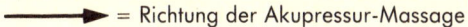 = Richtung der Akupressur-Massage

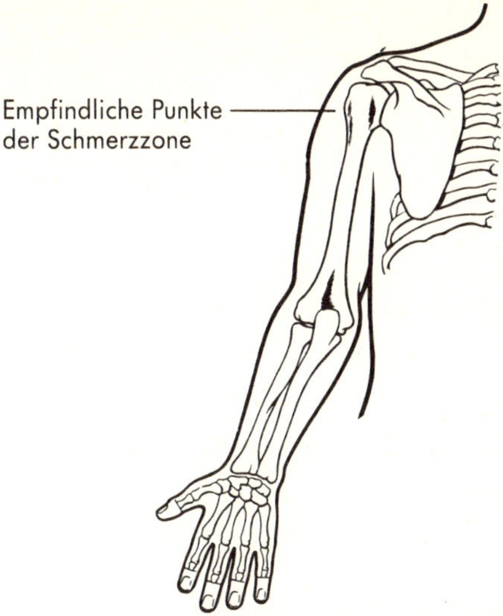

Empfindliche Punkte
der Schmerzzone

VORN

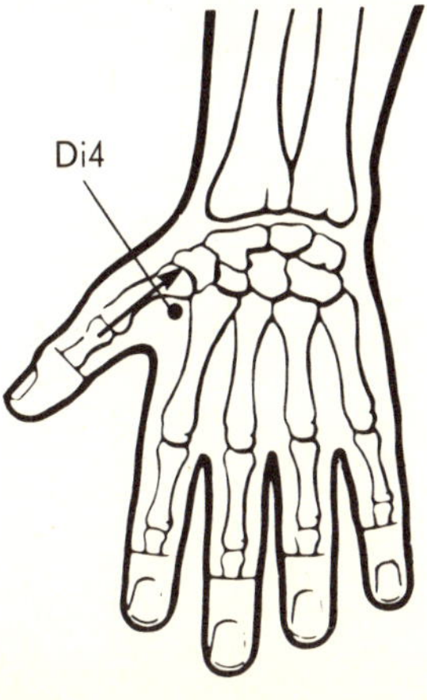

Di4

HANDRÜCKEN

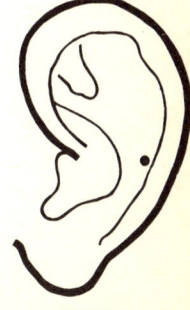

SEITE

Schmerzen des Schlüsselbein-Brustbein-Gelenks

Das Schlüsselbein-Brustbein-Gelenk befindet sich am inneren Ende des Schlüsselbeins, zwischen Schlüsselbein und Brustbein. Schmerzen in diesem Gelenk verschlimmern sich oft durch einen Fall auf die ausgestreckte Hand. Akupressur bringt bei dieser Art von Schmerzen wirksame Hilfe.

Punkte:

Ah Shi-Punkte (empfindliche Punkte innerhalb der Schmerzzone) + Ohrpunkt.

● Rehabilitation:

1.   Auch eine sehr schmerzhafte Schulter läßt sich beweglich halten. Sie stellen sich hinter einen Stuhl, stützen sich mit dem gesunden Arm auf die Lehne und rotieren sachte den betroffenen Arm in zunehmend größeren Kreisen.
2.   Sie stehen, legen die Hände zusammen und führen mit dem gesunden Arm den anderen über den Kopf.
3.   Versuchen Sie, trotz der Schmerzen Ihre täglichen Verrichtungen auch weiterhin auszuführen.

➤ = Richtung der Akupressur-Massage

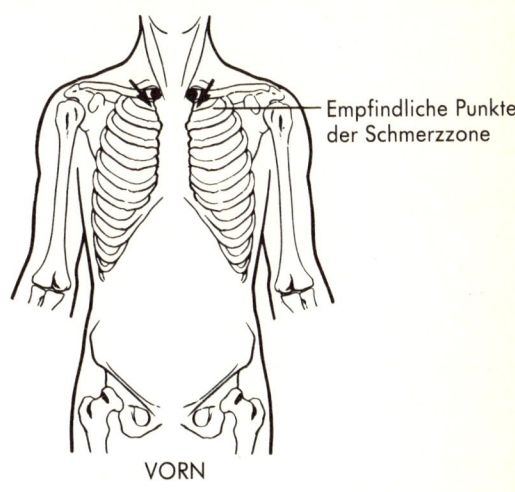

Empfindliche Punkte
der Schmerzzone

VORN

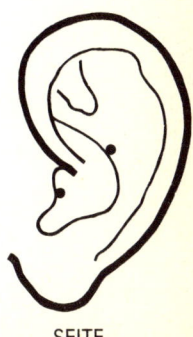

SEITE

Schultergelenk

Eine häufige Verletzung, die kräftiger Behandlung bedarf.
Wenn Schulterschmerzen länger als einen Monat andauern,
kann das zu einer Unbeweglichkeit der Schulter führen, die
mit Gelenksteife und Schmerzen einhergeht. Bei einer
chronisch schmerzhaften und versteiften Schulter ist Physiotherapie angezeigt. Akupressur hilft gewöhnlich bei der
Schmerzbehandlung.

Punkte:
    Di15, 3E14, Di11, G21, M38, B57 + Ohrpunkt.

● Rehabilitation:

1.   Auch wenn die Schulter sehr schmerzt, kann sie beweglich gehalten werden. Sie stellen sich hinter einen Stuhl,
stützen sich mit dem gesunden Arm auf die Lehne und
rotieren den betroffenen Arm in zunehmend größeren
Kreisen.
2.   Sie stehen aufrecht, legen Ihre Hände zusammen und
führen mit dem gesunden Arm den anderen über den Kopf.
3.   Versuchen Sie trotz der Schmerzen, Ihre täglichen
Verrichtungen auch weiterhin auszuführen.

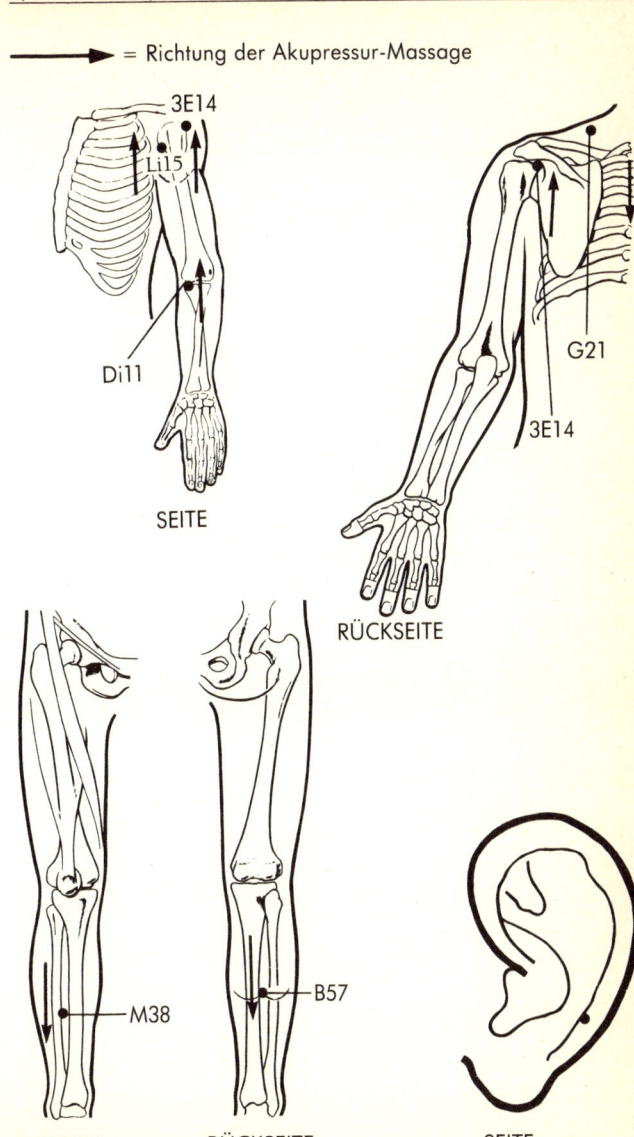

➤ = Richtung der Akupressur-Massage

Sehnenscheidenentzündung

Es handelt sich hier um eine Entzündung in den Streckmuskeln, die auf der Oberseite des Unterarms verlaufen. Sie
wird verursacht durch wiederholte Bewegungen wie
Rudern, Verschrauben usw. Die Sehne schwillt oft an und
fühlt sich rauh an, wenn das Handgelenk bewegt wird. Ruhe
und ein Verband mit einer Kreppbandage sind erforderlich.

Punkte:

Ah Shi-Punkte (empfindliche Punkte der Schmerzzone), 3E5, M36 + Ohrpunkt.

● **Rehabilitation:**

Sie müssen mit 8–10 Wochen Genesungszeit rechnen.
Wenn der Schmerz und die Schwellungen zurückgehen,
können Sie allmählich mit Übungen beginnen, die Sie nur
wenige Male wiederholen sollten.

1. *Zur Stärkung des Griffs:* Verbessern Sie Ihr Greifver-
mögen, indem Sie die folgenden Gegenstände in der Hand
zusammenpressen:

a) ein Wollknäuel
b) einen Squashaball
c) einen Tennisball

Erst wenn Sie beim Zusammenpressen von a) keine Schmerzen mehr spüren, dürfen Sie zu b) übergehen usw.

2. Sie sitzen, während der Arm auf dem Oberschenkel
ruht, Handfläche nach unten. Nun biegen Sie Ihre Finger
aufwärts in Richtung Gesicht, wobei der Ellbogen nicht
bewegt wird. Mit fortschreitender Übung können Sie eine
Dose Konserven in der Hand halten.

⟶ = Richtung der Akupressur-Massage

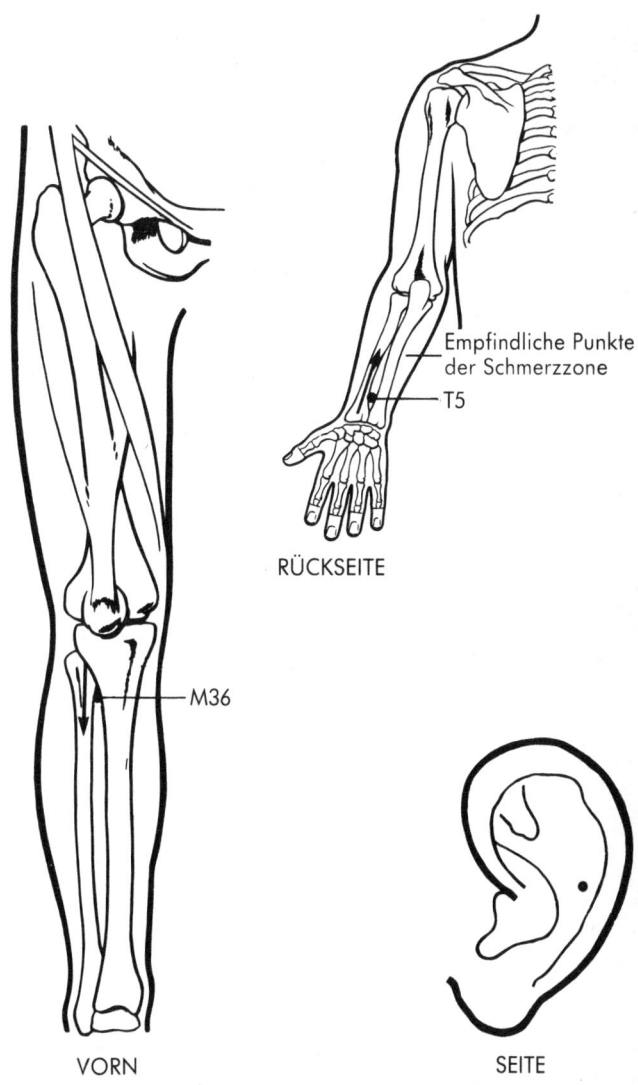

RÜCKSEITE

Empfindliche Punkte
der Schmerzzone

T5

M36

VORN

SEITE

Tennisellbogen

Dies ist gewöhnlich eine Verletzung durch Überanstrengung, wobei die Ansätze der Streckmuskeln, die auf der Oberseite des Unterarms verlaufen, überdehnt werden und sich entzünden. Der Schmerz macht sich auf der Außenseite des Ellbogens bemerkbar beim Greifen und Heben oder bei der Handhabung irgendeines schwereren Gegenstandes.

Punkte:
  Di11, G34 + Ohrpunkt.

● Rehabilitation:
  Sie müssen mit 6 Wochen Genesungszeit rechnen.
  Setzen Sie mit der den Schmerz verursachenden Tätigkeit vorübergehend aus. Wenn sich der Zustand bessert, können Sie mit Kräftigungsübungen beginnen.

1. Verbessern Sie Ihren Griff, indem Sie die folgenden Gegenstände in der Hand zusammenpressen:
  a) ein Wollknäuel, b) einen Squashball, c) einen Tennisball. Erst wenn Sie a) schmerzlos zusammendrücken können, dürfen Sie zu b) übergehen, usw.
2. *Um den Muskelansatz zu kräftigen:* Stellen Sie sich im Abstand von knapp einem halben Meter mit dem Gesicht zur Wand. Stützen Sie Ihre Handrücken in Schulterhöhe gegen die Wand. Beugen Sie die Arme, bis Sie mit der Stirn die Hände berühren und kehren in die Ausgangsstellung zurück.
3. Wenn der betroffene Bereich schmerzfrei ist, sollte man ihn durch Drehübungen kräftigen. Sie stehen mit in Schulterhöhe nach vorn ausgestreckten Armen und halten ein Frotteetuch in den Händen. Versuchen Sie, das Frotteetuch zylindrisch zusammenzurollen, wobei die Arme gestreckt bleiben. Sie sollten, wenn Sie Ihr Ballspiel wieder aufnehmen, Ellbogenstützen tragen.

━━━━▶ = Richtung der Akupressur-Massage

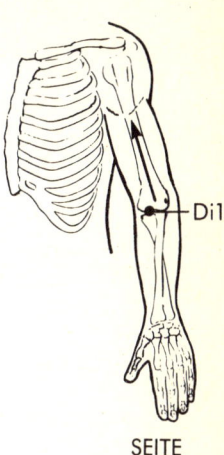

SEITE

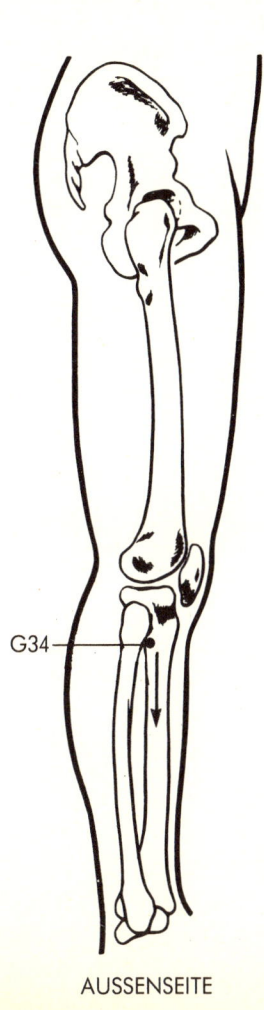

AUSSENSEITE

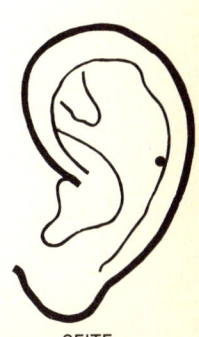

SEITE

Rückgratverletzungen

Das Rückgrat oder die Wirbelsäule ist in drei Bereiche unterteilt:

Halswirbelsäule: Der Hals
Lendenwirbelsäule: Das untere Viertel des Rückens
Brustwirbelsäule: Der Bereich zwischen Hals- und Lendenwirbelsäule.

Verletzungen der Wirbelsäule werden in verschiedene Kategorien unterteilt. Eine davon ist die direkte Verletzung wie durch einen Zusammenprall oder einen Sturz vom Pferd. Verletzungen solcher Art erfordern ärztliche Behandlung, wenn der Patient große Schmerzen leidet.

Eine andere Kategorie sind durch falschen Körpergebrauch entstehende Probleme der Mechanik, wie Verletzung durch schweres Heben oder Stoßen. Dabei können Schäden an der Muskulatur, den Bändern oder an den Wirbelkörpern durch kleinere Verschiebungen entstehen. Auch kann der allgemeine Verschleiß durch zahlreiche berufsbedingte Faktoren wie auch durch frühere Rückenverletzungen zu Problemen mit der Wirbelsäule führen.

Verletzungen der Halswirbelsäule

Bei Sportunfällen sind Verletzungen der Wirbelsäule weniger häufig als Verletzungen der Gliedmaßen. Meistens handelt es sich um die akute Verschlimmerung einer chronischen Situation, d. h. um Überbeanspruchung bei bereits bestehendem chronischem Rückenleiden.

Halswirbelverletzungen werden meistens durch gewaltsames Zurückgerissenwerden des Kopfes verursacht. Akupressur kann bei der Behandlung nützlich sein, doch ist zuerst ärztlicher Rat einzuholen.

Punkte:

G21, LG14, G20, Dü3, Di4, Ah Shi-Punkte (die empfindlichen Punkte der Schmerzzone) + Ohrpunkt.

● **Rehabilitation:**

Akute Halswirbelverletzungen machen oft einen Halsstützkragen erforderlich, um der Halswirbelsäule das Gewicht des Kopfes abzunehmen.

Es gibt Übungen, um die verlorene Beweglichkeit zurückzugewinnen; aber der Hals darf auf gar keinen Fall überfordert werden.

1.   Sie liegen auf dem Rücken am Boden und bewegen den Kopf von einer Seite zur anderen.
2.   Sie sitzen auf einem Stuhl und versuchen, mit dem Ohr die Schulter zu berühren. Wiederholen Sie die Bewegung nach beiden Seiten.
3.   Sie sitzen auf einem Stuhl. Führen Sie langsam das Kinn zur Brust und kehren dann in die Ausgangsposition zurück.

──────────► = Richtung der Akupressur-Massage

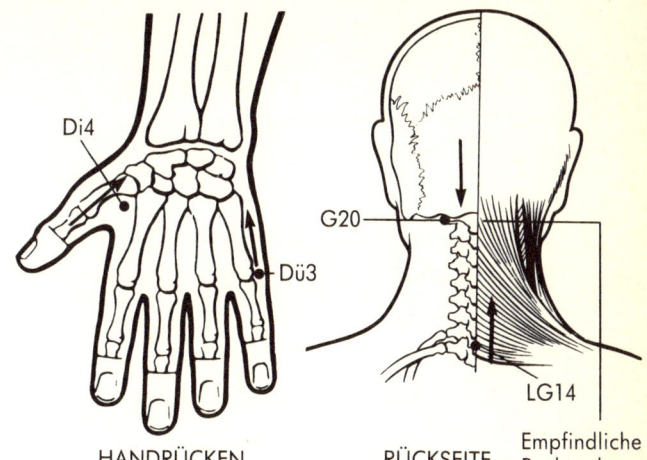

HANDRÜCKEN   RÜCKSEITE   Empfindliche
                                    Punkte der
                                    Schmerzzone

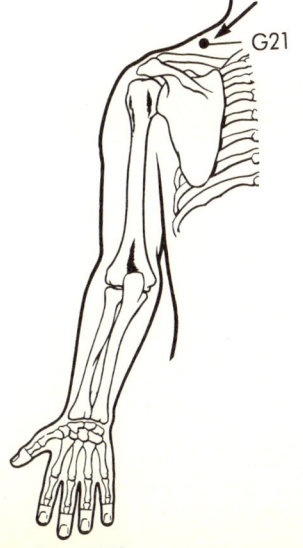

RÜCKSEITE   SEITE

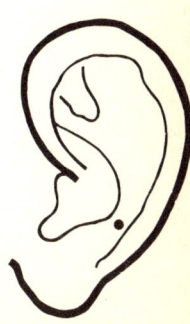

Verletzungen der Brustwirbelsäule

Es entstehen bisweilen Schäden an der Brustwirbelsäule, und eine Menge Sportler haben Probleme mit den Zwischenwirbelgelenken. Das sind die kleinen Gelenke an der Rückseite jedes Wirbels. Akupressur ist eine ausgezeichnete Methode zur Behandlung dieses Problems.

Punkte:

Empfindliche Punkte (Ah Shi-Punkte) zwischen B12 und B19 je nach Schmerzzone + Ohrpunkt.

● **Rehabilitation:**

1.   Liegen Sie bäuchlings auf dem Boden, die Hände im Nacken verschränkt. Heben Sie Kopf und Schultern so hoch Sie können und kehren Sie in die Ausgangsstellung zurück.
2.   Sie sitzen auf einem Stuhl. Versuchen Sie einmal rechts und einmal links mit den ausgestreckten Fingerspitzen den Boden zu berühren.
3.   Sie sitzen auf der Stuhlkante und blicken langsam immer weiter nach rückwärts – Kopf, Nacken und Rücken in senkrechter Linie folgen in einer Drehbewegung den Augen. Abwechselnd nach rechts und links.

➤ = Richtung der Akupressur-Massage

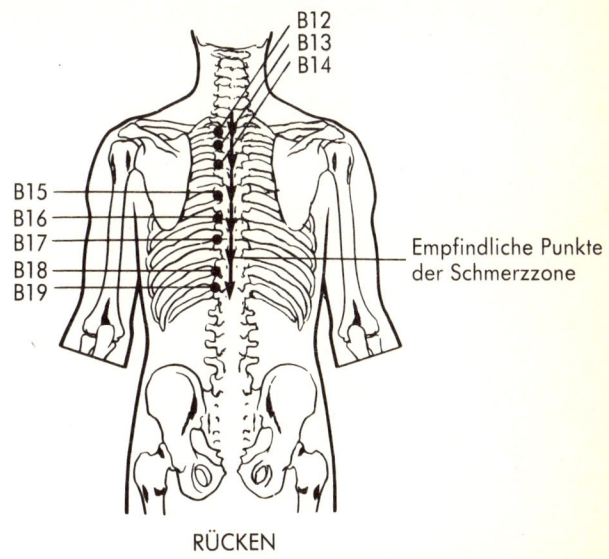

B12
B13
B14

B15
B16
B17
B18
B19

Empfindliche Punkte
der Schmerzzone

RÜCKEN

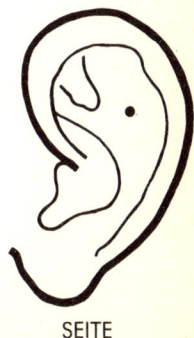

SEITE

Lendenwirbelsäule

Meistens liegt schon ein begünstigender Faktor vor, wie z. B. verengte Bandscheiben in der unteren Lendenwirbelsäule. Die Bandscheiben, die sich zwischen den Wirbeln befinden, bilden stoßdämpfende elastische Polster (Pufferzonen). Falls der schmerzhafte Zustand auf Akupressur nicht genügend anspricht, sollte ärztlicher Rat eingeholt werden. In den meisten Fällen sollten zunächst unbedingt erhaltende Maßnahmen angewendet werden. Akupressur ist durchaus einen Versuch wert und kann oft Kreuzschmerzen beheben.

Punkte:

B31, B25, B40, G30, Ah Shi-Punkte (empfindliche Punkte der Schmerzzone) + Ohrpunkt.

● **Rehabilitation:**
Sie müssen mit 4 Wochen Genesungszeit rechnen.

1. Sie liegen bäuchlings auf dem Boden, die Hände auf dem Rücken. Heben Sie nun Kopf und Schultern vom Boden.
2. Sie liegen auf dem Rücken mit angewinkelten Knien, die Fußsohlen auf dem Boden. Bewegen Sie beide Beine zusammen von einer Seite zur anderen.
3. Wenn Sie schmerzfrei sind, verschränken Sie im Stehen die Hände hinter dem Rücken und bewegen den Oberkörper vorwärts und rückwärts, indem Sie allmählich den Bewegungsradius vergrößern.

———► = Richtung der Akupressur-Massage

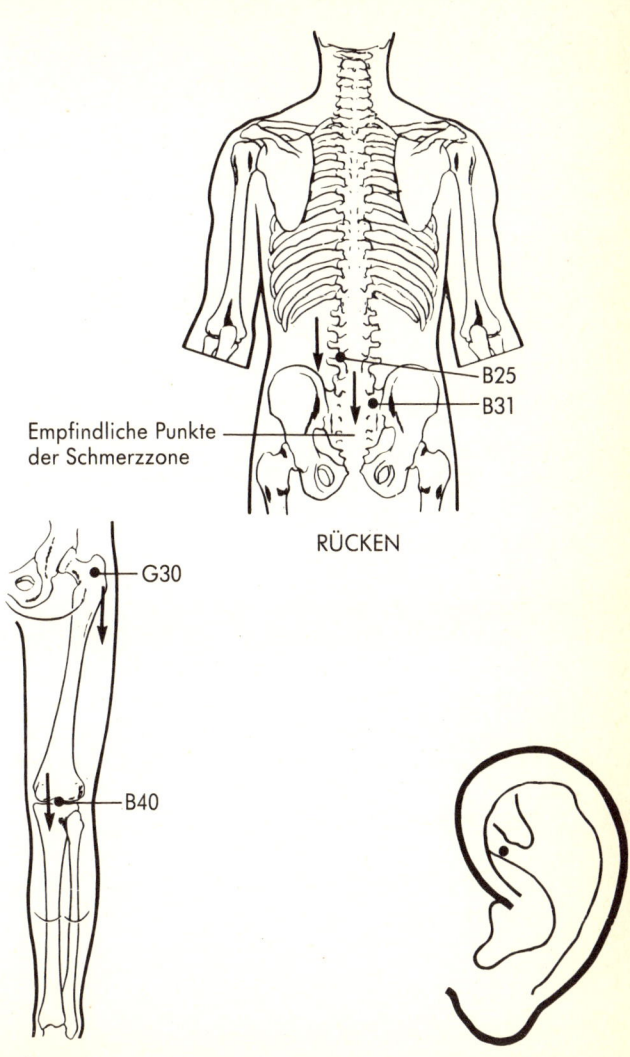

B25
B31

Empfindliche Punkte
der Schmerzzone

RÜCKEN

G30

B40

RÜCKSEITE

SEITE

Verletzungen des Rumpfes

Rippenverletzungen

Beim Kontaktsport kommt es häufig zu gequetschten, ange-
brochenen und gebrochenen Rippen. Der dabei entstehende Schmerz verstärkt sich durch tiefes Atmen. Da in der
modernen Medizin Heftpflasterverbände nicht mehr üblich
sind, ist es wichtig, Einfluß auf den Schmerz zu nehmen, um
eine normale Atmung zu ermöglichen. Manchmal können
Rippenschmerzen durch Überanstrengung der Zwischen-
rippenmuskulatur entstehen. Hierfür ist Akupressur die
ideale Behandlungsmethode.

Punkte:
G34, Le3, Ah Shi-Punkte (empfindliche Punkte der
Schmerzzone B12 bis B19) + Ohrpunkt.

● Rehabilitation:
Für die Ausheilung unverschobener Rippenbrüche
müssen Sie mit 4–6 Wochen Zeit rechnen. Wenn die Rippenbrüche ausgeheilt bzw. wenn Sie wieder schmerzfrei
sind, können Sie sich auf den Rücken legen, die Arme zur
Seite. Führen Sie die Arme aufwärts über den Kopf. Atmen
Sie gleichzeitig ein, bis sich entweder eine Schmerzempfindung einstellt oder aber die Lungen vollständig gefüllt sind.

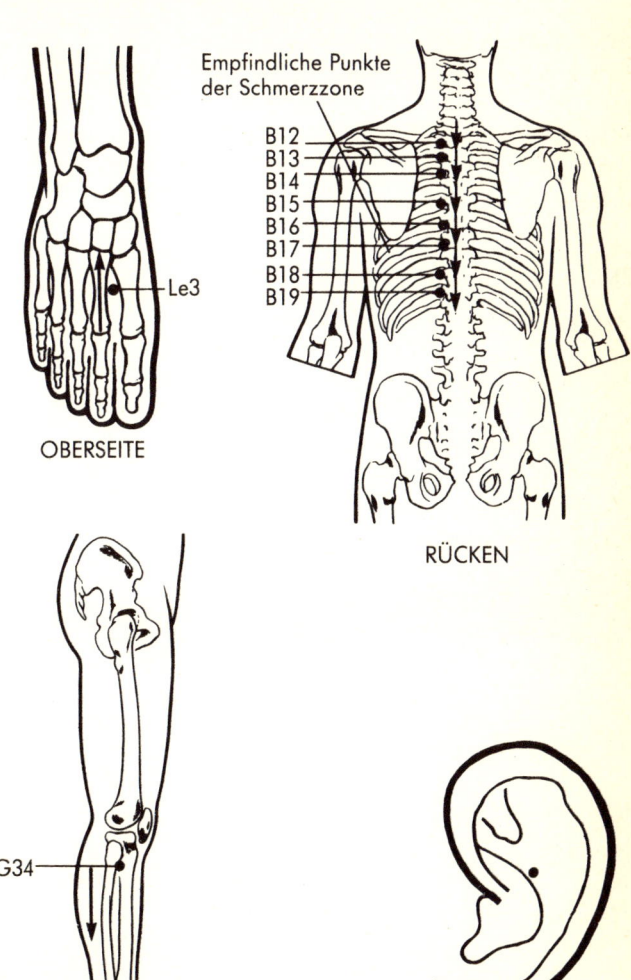

= Richtung der Akupressur-Massage

Empfindliche Punkte
der Schmerzzone

B12
B13
B14
B15
B16
B17
B18
B19

Le3

OBERSEITE

RÜCKEN

G34

AUSSENSEITE

SEITE

Seitenstechen

Krampfartiger Muskelschmerz in der seitlichen Bauchre-
gion, der bei Körperübungen auftreten kann. Bei Schmerzen im Unterbauch, die auch im Ruhezustand fortdauern,
sollte stets ein Arzt konsultiert werden. Manche Menschen
neigen besonders zu Seitenstechen, und in solchen Fällen ist
Akupressur angebracht.

Punkte:
MP6, M36, KG6, Ah Shi-Punkte (empfindliche Punkte
der Schmerzzone) + Ohrpunkt.

● **Rehabilitation**
3–4 Wochen Erholungszeit nach Abklingen der
Schmerzen.

Versuchen Sie Folgendes: Legen Sie sich auf den
Rücken mit angewinkelten Knien, die Fußsohlen flach auf
dem Boden.
Heben Sie nur den Kopf vom Boden.
Heben Sie Kopf und Schultern.
Strecken Sie die Arme aus, um die Knie zu berühren.
Mit über der Brust gekreuzten Armen setzen Sie sich
auf, um mit den Ellbogen die Knie zu berühren.

━━━━━▶ = Richtung der Akupressur-Massage

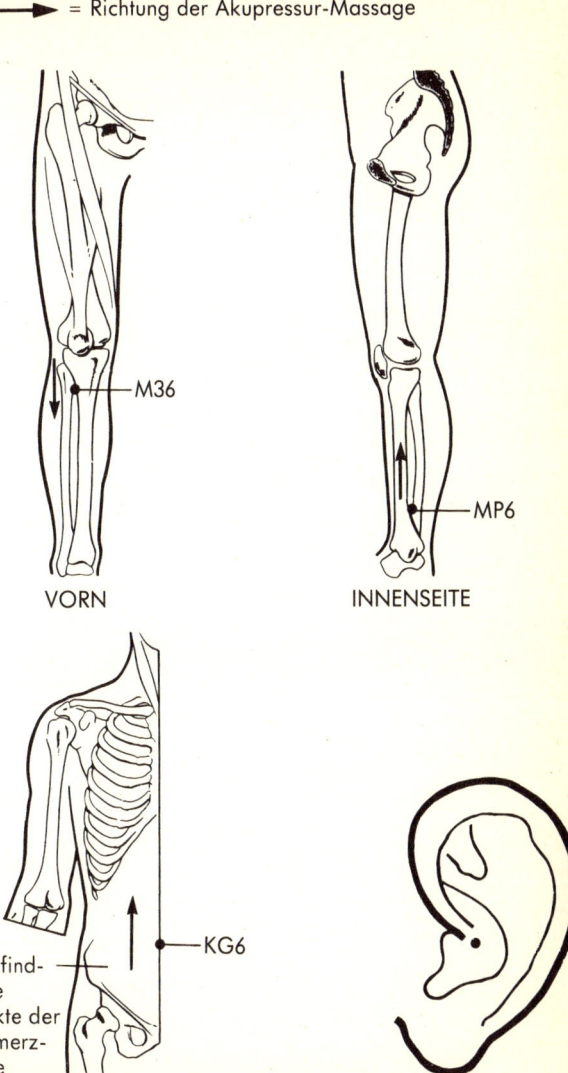

VORN

INNENSEITE

VORN

SEITE

Verletzungen des Hüft- und Leistenbereichs

Die Gruppe der Muskeln im Leistenbereich liegt auf der Innenseite der Oberschenkel. Hier kann es durch eine unbeabsichtigte Grätschbewegung beim Ausrutschen auf einer glatten Oberfläche zu Verletzungen kommen. Kick- oder Tackle-Bewegungen mit der Fußinnenseite und plötzliche Drehbewegungen können ebenfalls zu Verletzungen führen. Der Schmerz kann auch weiter oben im Leistenbereich im Ilio-Psoas-Muskel aufgrund wiederholter Kickbewegungen auftreten. Setzt man mit dieser Bewegung aus, so heilt die Verletzung meistens in 2–3 Wochen aus.

Adductor-Schmerzen
(Schmerzen der Oberschenkelinnenseite).

Werden die Beine bei einer Sportverletzung auseinanderge-
rissen, so wird dabei häufig das Adductor-Band in Mitleidenschaft gezogen, das sich zuoberst an der Innenseite des
Oberschenkels befindet. Akupressur kann bei der Behandlung dieses Problems von Nutzen sein.

Punkte:
Ah Shi-Punkte (empfindliche Punkte der Schmerzzone) + Ohrpunkt.

● Rehabilitation:
Sie müssen mit 6 Wochen Genesungszeit rechnen.
Es ist wichtig, diesen verletzten Muskel zu dehnen, um
zu verhindern, daß er bei Wiederaufnahme der sportlichen
Aktivitäten noch mehr Schaden nimmt.

1.   Sie sitzen mit gegrätschten Beinen auf dem Boden.
Versuchen Sie nun mit ausgestreckten Armen so weit wie
möglich nach vorn auszugreifen.
2.   Sie stehen mit gegrätschten Beinen. Nun beugen Sie
sich, so weit Sie können, vorwärts und rückwärts in Richtung Fußboden.
3.   Sie stehen in der Grätsche und versuchen die Füße noch
weiter auseinanderzubewegen.
4.   Steigern Sie Ihre Muskelkraft, indem Sie ein Kissen
oder einen Fußball zwischen die Knie nehmen und zusammendrücken. Bleiben Sie für jeweils 10 Sekunden in dieser
Position.
5.   Wenn der Heilungsprozeß fortgeschritten ist, wird
Brustschwimmen zur Kräftigung der Muskulatur empfohlen.

➤ = Richtung der Akupressur-Massage

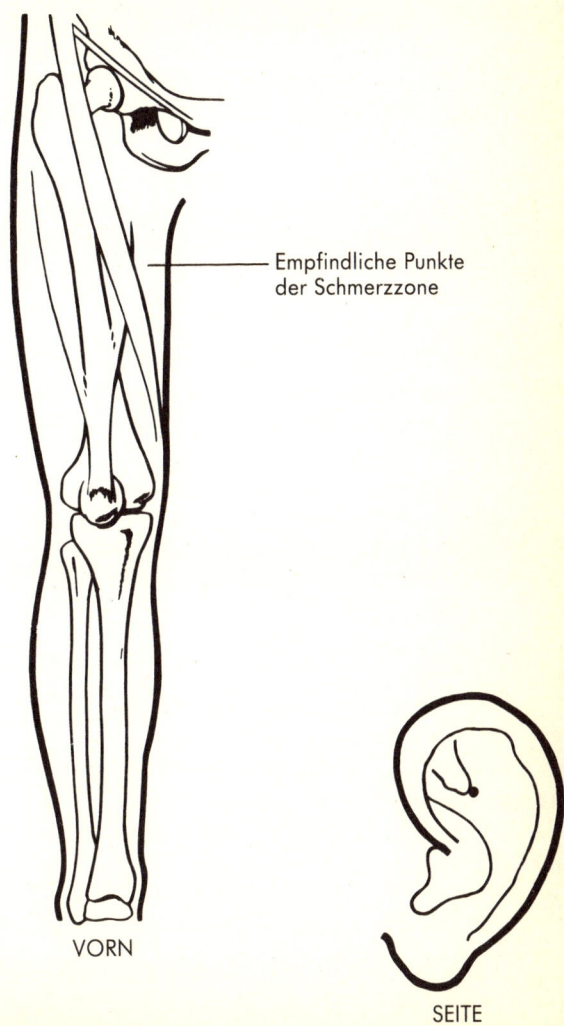

Empfindliche Punkte
der Schmerzzone

VORN

SEITE

Bauchmuskelhartspann
(Rectus abdominis-Schmerzen).

Die Rectus abdominis sind ein Paar in der Bauchwand gelegene Muskeln, die vom Becken nach vorn zum unteren Rand des Brustkorbs verlaufen. Diese Muskeln werden häufig durch Überanstrengung beim Training oder durch Schlageinwirkung in Mitleidenschaft gezogen.

Verletzungen können durch eine heftige Bewegung wie bei einem Judo-Fall oder durch Gewichtstemmen entstehen. Auch eine große Zahl von Rumpfbeugen in zu rascher oder gewaltsamer Folge kann problematische Folgen haben.

Punkte:
MP6, M36, KG6, Ah Shi-Punkte (empfindliche Punkte der Schmerzzone) + Ohrpunkt.

● **Rehabilitation:**
Nach Abklingen der Schmerzen müssen Sie mit 3–4 Wochen bis zur Ausheilung rechnen.

Versuchen Sie die folgenden Übungen: Ausgangsposition ist die Rückenlage mit angewinkelten Knien, Fußsohlen flach auf dem Boden.

1. Heben Sie lediglich den Kopf vom Boden.
2. Heben Sie Kopf und Schultern.
3. Strecken Sie die Arme aus und versuchen, mit den Händen die Knie zu berühren.
4. Mit über der Brust gekreuzten Armen setzen Sie sich auf und berühren die Knie mit den Ellbogen.

= Richtung der Akupressur-Massage

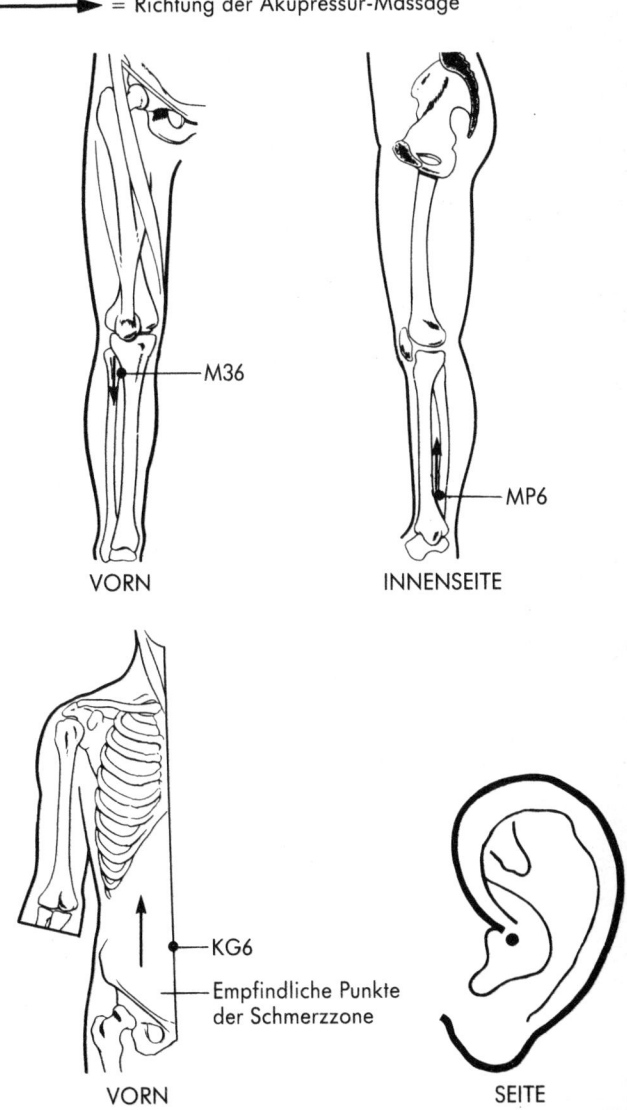

M36

VORN

MP6

INNENSEITE

KG6

Empfindliche Punkte
der Schmerzzone

VORN

SEITE

Hüftverletzungen

Die Hüfte ist ein starkes Gelenk und wird nicht oft verletzt beim Sport. Doch kann es an der Außenseite des Oberschenkels in Hüfthöhe manchmal zu Verletzungen durch direkten Kontakt mit dem Boden oder mit einem anderen Spieler kommen, wobei Prellungen unterschiedlichen Grades entstehen können.

Die Ausheilung von Prellungen kann zwei Wochen dauern.

Punkte:

Ah Shi-Punkte (empfindliche Punkte der Schmerzzone), G29, M31, G30, G34 + Ohrpunkt.

● **Rehabilitation:**
Entscheidend ist, die Hüfte beweglich zu erhalten.

1. Sie liegen mit dem Gesicht zum Boden und heben abwechselnd je ein gestrecktes Bein.
2. Sie liegen auf der unverletzten Seite. Heben Sie das verletzte Bein so hoch Sie können, wobei Sie es gestreckt halten.
3. Sie liegen auf dem Rücken und ziehen das Knie zur Brust.
4. Sie drehen, auf dem Boden mit ausgestreckten Beinen sitzend, die Füße nach innen und außen.
5. Wenn der Schmerz nachgelassen hat, sollten Sie schwimmen gehen.

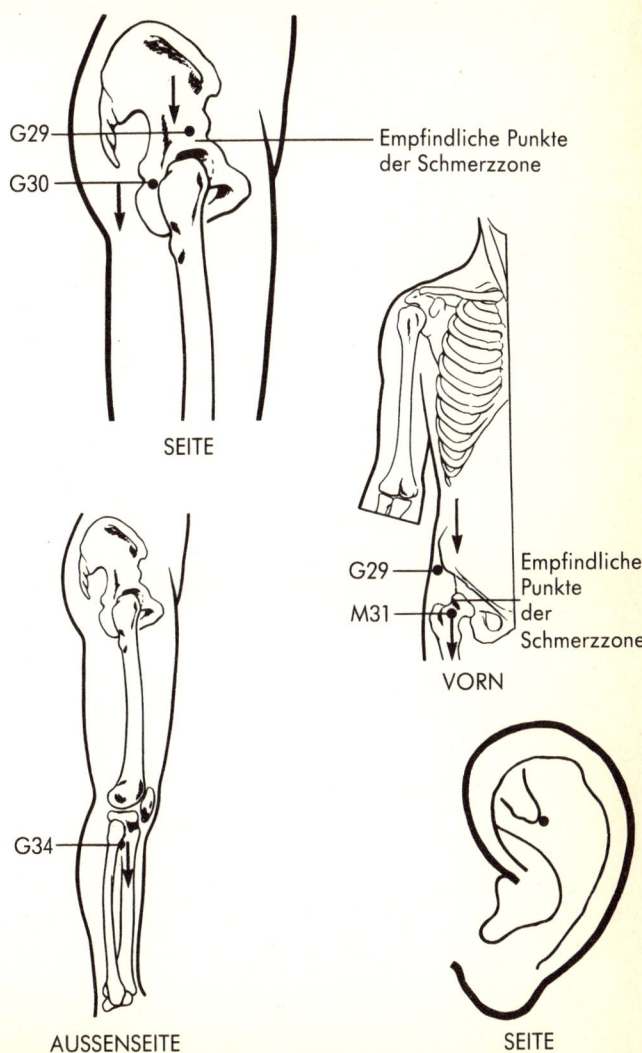

→ = Richtung der Akupressur-Massage

G29 —— Empfindliche Punkte der Schmerzzone

G30

SEITE

G29 —— Empfindliche Punkte der Schmerzzone

M31

VORN

G34

AUSSENSEITE

SEITE

Oberschenkelverletzungen

Oberschenkelmuskelcontusionen

Jeder Muskel kann direkter Schlageinwirkung ausgesetzt sein, worauf zeitweilige Steifheit und Schmerzen folgen. Ein direkter Schlag auf die Muskeln an der Vorder- und Außenseite des Oberschenkels bewirkt innere Blutungen mit darauffolgender Schwellung, Schmerz und Funktionsverlust.

Punkte:

Ah Shi-Punkte (empfindliche Punkte der Schmerzzone), G34, G44 + Ohrpunkt.

● **Rehabilitation:**

Es kann 1–2 Wochen bis zur vollen Ausheilung dauern.

Der Quadrizepsmuskel auf der Vorderseite des Oberschenkels wird rasch geschwächt, und deshalb sollten die auf Seite 188 angegebenen Übungen für Knieverletzungen durchgeführt werden. Wenn diese Übungsfolge erfolgreich abgeschlossen wurde, werden Radfahren und Schwimmen empfohlen.

Wiederaufnahme der sportlichen Aktivitäten erst nach wiedererlangter voller und schmerzfreier Beweglichkeit von Knie- und Hüftgelenk.

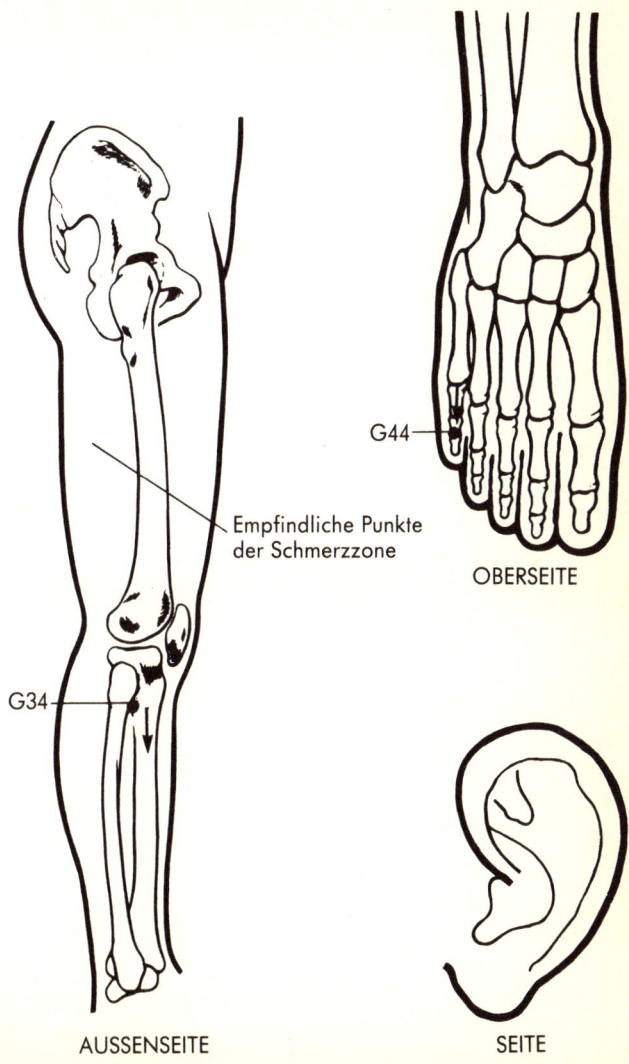

→ = Richtung der Akupressur-Massage

Empfindliche Punkte
der Schmerzzone

G44

OBERSEITE

G34

AUSSENSEITE   SEITE

Rectus femoris (Gerader Oberschenkelmuskel)

Dieser Muskel verläuft auf der Vorderseite des Oberschenkels von der Leistenbeuge zum Knie. Er erleidet Verletzungen vor allem beim Sprinten und Kicken.

Punkte:

Ah Shi-Punkte (empfindliche Punkte der Schmerzzone), G34 + Ohrpunkt.

● **Rehabilitation:**

Sie müssen mit 4–6 Wochen bis zur Ausheilung rechnen.

1. *Statische Übung:* Sie sitzen auf dem Boden, halten das verletzte Bein gerade ausgestreckt und spannen die Oberschenkelmuskeln an. Bei korrekter Ausführung wird sich (verglichen mit dem anderen Bein) die Ferse deutlich vom Boden abheben. Verharren Sie jedesmal 10 Sekunden in dieser Stellung.

2. Sie sitzen auf dem Boden mit einem Kissen oder zusammengerollten Frotteetuch unter dem Knie und spannen die Oberschenkelmuskeln an, so daß sich die Ferse vom Boden abhebt.

3. Sie sitzen auf einem Tisch, wobei Sie das Bein abwechselnd beugen und strecken.

4. Sie stützen sich im Stehen an einem Tisch ab und beugen ganz leicht beide Knie. Mit zunehmender Sicherheit können Sie zunehmend tiefer in die Knie gehen.

➤ = Richtung der Akupressur-Massage

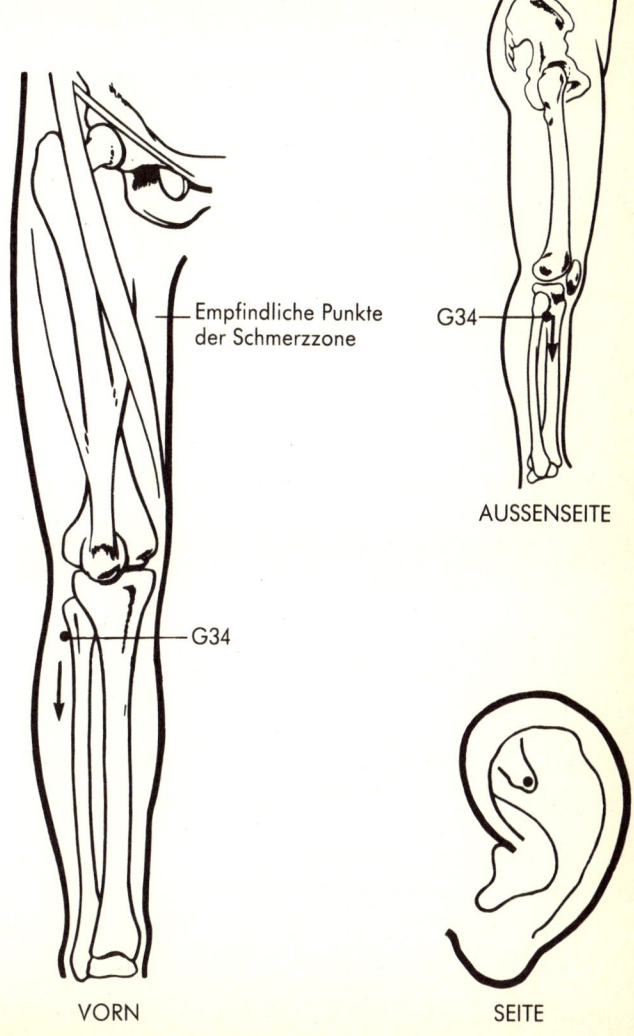

Empfindliche Punkte der Schmerzzone

G34

G34

AUSSENSEITE

VORN

SEITE

Hamstring (Kniesehne)

Diese Muskelgruppe befindet sich an der Oberschenkel-
rückseite und ist an der Bewegung von Knie- und Hüftgelenk beteiligt. Die Muskeln werden hier oft bei schnellen
Sprintbewegungen verletzt. Auch beim Fußballspiel kann es
zu Verletzungen durch Überstreckung kommen.

Ungenügende Aufwärmübungen und Ermüdung sind
andere mögliche Gründe, wie auch unkoordinierte Bewegungen und gelegentlich direkte Gewalteinwirkung – zum
Beispiel ein hinterrücks erteilter Fußtritt.

Punkte:

Ah Shi-Punkte (empfindliche Punkte der Schmerzzone), B40 + Ohrpunkt.

● Rehabilitation

Es ist sehr wichtig, nach einer Verletzung die Deh-
nungskapazität der Kniesehne aufrechtzuerhalten oder
sogar zu verbessern.

1.   Sie sitzen mit ausgestreckten Beinen auf dem Boden
und heben das verletzte Bein bis zur Schmerzgrenze. Die
Beweglichkeit wird von Tag zu Tag zunehmen.

2.   Sie sitzen auf dem Boden: das verletzte Bein ist ausgestreckt, das andere angewinkelt. Nun strecken Sie sich nach
vorn und versuchen, mit den Händen die Zehen zu berühren. Falls Ihnen das mühelos gelingt, strecken Sie sich noch
über die Zehen hinaus nach vorn.

3.   Sie stehen mit gestreckten, geschlossenen Beinen, beugen sich vornüber und versuchen, mit den Fingerspitzen den
Boden zu berühren. Setzen Sie sich zum Ziel, jeden Tag
etwas weiter abwärts zu reichen.

4.   Sie stehen auf dem gesunden Bein, während das verletzte Bein auf einem mit dem Boden parallelen Gegenstand
ruht. Strecken Sie sich dem Fuß des verletzten Beins
entgegen.

——▶ = Richtung der Akupressur-Massage

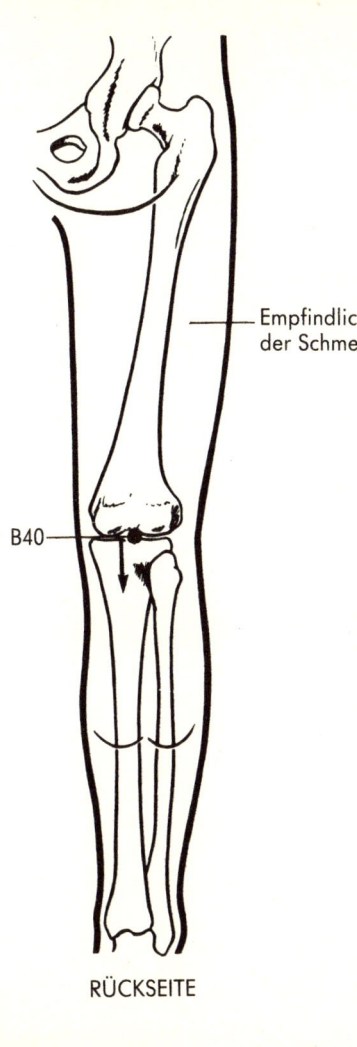

Empfindliche Punkte
der Schmerzzone

B40

RÜCKSEITE

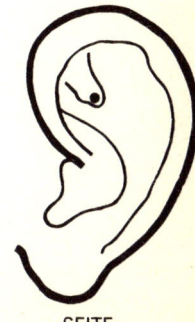

SEITE

Knie- und Unterschenkelverletzungen

Knorpel

Zu Knorpelverletzungen kommt es meistens durch eine heftige Bewegung des Knies bei feststehendem Fuß, wie z. B. beim Fußballspiel, wenn bei einer Knieverdrehung die Schuhsohle mit den Stollen am Boden haftet.

Die Verletzung bewirkt Blockierung, Instabilität, Schubladenphänome, Schwellung und Schmerzen. Vielleicht wird nur eines dieser Symptome empfunden, obwohl in einigen Fällen alle gleichzeitig auftreten. In einem solchen Fall muß ärztliche Hilfe in Anspruch genommen werden.

Bänder

Die Bänder befinden sich an der Innenseite (Inneres Seitenband) und Außenseite (Äußeres Seitenband) des Gelenks.
Sie verhindern übermäßige Seitwärtsbewegungen. Innerhalb des Gelenks befinden sich die Kreuzbänder, die übermäßige Vor- und Rückwärtsbewegungen des Gelenks verhindern. Zu Bänderverletzungen kommt es, wenn das
Gelenk in unnatürliche Stellungen gezwungen wird, wie
z. B. bei einem Abblocken des Gegenspielers beim Fußballspiel. An der Vorderseite des Knies befindet sich
das Ligamentum patellae (Kniescheibenband), welches die
Kniescheibe mit der Vorderseite des Schienbeins verbindet.

Punkte:

Xiyan (die sogenannten Knie-Augen), MP9, B40 +
Ohrpunkt. Bänderzerrungen können 6 Wochen bis zur
Ausheilung benötigen.

● Rehabilitation

Es ist von entscheidender Wichtigkeit, Umfang und
Kraft des Quadrizeps (des Muskels auf der Vorderseite des
Oberschenkels von der Hüfte zum Knie) zu erhalten. Diese
Übungen sollten aufeinander aufbauend durchgeführt wer-
den, indem man zur nächsten Übung erst dann übergeht,
wenn der Schmerz bei der vorhergehenden nachläßt.

Statische Übung

Punkte 1–4 siehe Seite 182.

5. Sie stehen aufrecht, hinter Ihnen befindet sich ein
Küchenstuhl. Beugen Sie nun die Knie, bis Sie mit dem
Gesäß die Sitzfläche berühren und kehren Sie dann in die
Ausgangsposition zurück.

——→ = Richtung der Akupressur-Massage

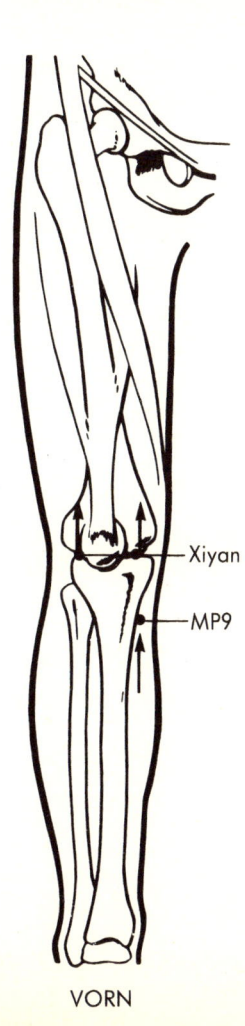

Xiyan

MP9

VORN

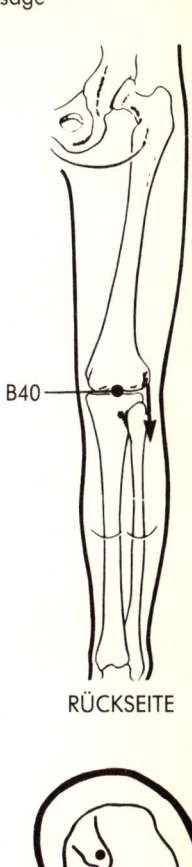

B40

RÜCKSEITE

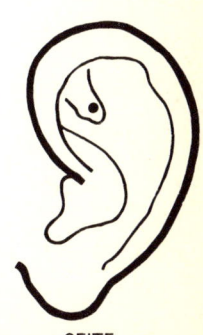

SEITE

Seitliche Bänderzerrung
(Schmerz an der Außenseite des Kniegelenks)

Hier kommt es zu Verletzungen, wenn die Außenseite des
Gelenks überdehnt wird, wie bei einem Abblocken des
Gegenspielers beim Fußballspiel, oder wenn beim Basket-
ball ein Spieler auf der Außenkante des Fußes landet.

Punkte:

Ah Shi-Punkte (empfindliche Punkte der Schmerzzone) + Ohrpunkt.

● **Rehabilitation:**

Es ist von entscheidender Wichtigkeit, Umfang und
Kraft des Quadrizeps (des Muskels auf der Vorderseite des
Oberschenkels von der Hüfte zum Knie) zu erhalten. Diese
Übungen sollten aufeinander aufbauend durchgeführt wer-
den, indem man zur nächsten Übung erst dann übergeht,
wenn der Schmerz bei der vorhergehenden nachläßt.

Statische Übung
Wie auf Seite 188.

——➤ = Richtung der Akupressur-Massage

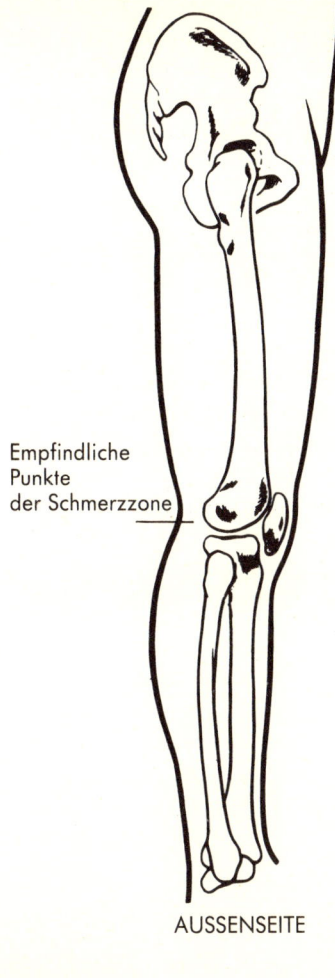

Empfindliche
Punkte
der Schmerzzone

AUSSENSEITE

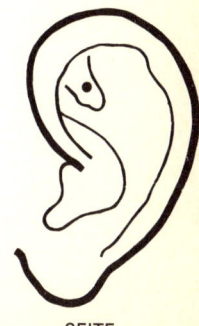

SEITE

Bänderzerrung auf der Knie-Innenseite

Hierbei handelt es sich um die wohl häufigste Knieverlet-
zung beim Sport, da das innere Seitenband besonders
verletzlich ist, wenn es zur Verdrehung eines Beins bei
feststehendem Fuß kommt, wie das bei Fußball und Ski
passieren kann. Bei schweren Verletzungen dieser Art kann
es auch Risse in den Knorpeln des Kniegelenks geben.

Punkte:

Ah Shi-Punkte (empfindliche Punkte der Schmerzzone) + Ohrpunkt.

● Rehabilitation:

Es ist von entscheidender Wichtigkeit, Umfang und
Kraft des Quadrizeps (des Muskels auf der Vorderseite des
Oberschenkels von der Hüfte zum Knie) zu erhalten. Diese
Übungen sollten aufeinander aufbauend durchgeführt wer-
den, indem man zur nächsten Übung erst dann übergeht,
wenn der Schmerz bei der vorhergehenden nachläßt.

Statische Übung
Wie auf Seite 188.

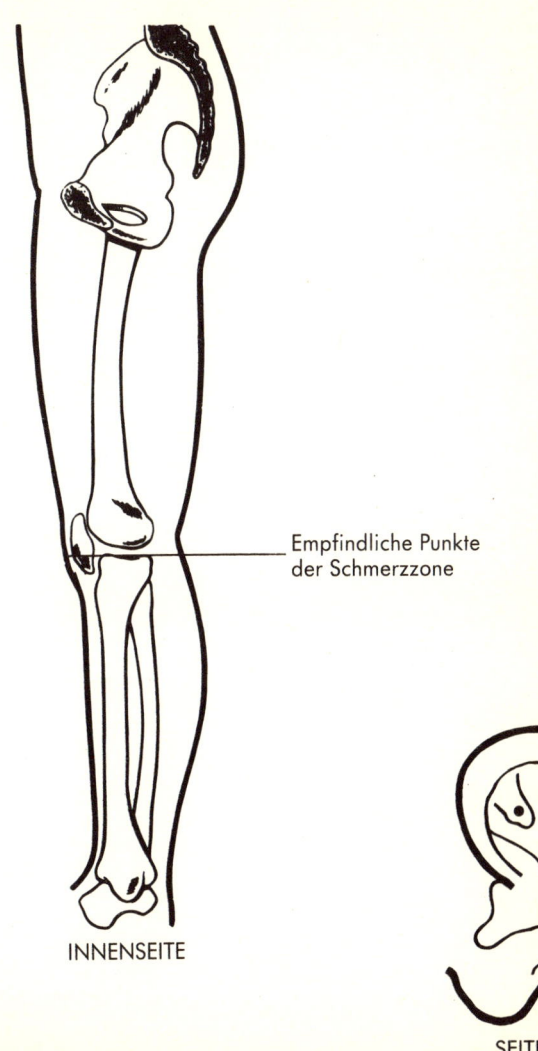

→ = Richtung der Akupressur-Massage

Empfindliche Punkte
der Schmerzzone

INNENSEITE

SEITE

Unterschenkelverletzungen

Verletzungen des Unterschenkels sind sehr häufig vor allem
bei Langstreckenläufern, Aerobic-Lehrern und Athleten,
die zu oft die Böden wechseln, auf denen sie trainieren und
ihre Wettkämpfe austragen. Falls die Beschwerden andauern, suchen Sie ärztliche Hilfe, um sicherzugehen, daß es
sich nicht um Streßfrakturen und das Tibialis-anterior-
Syndrom handelt.

Schmerzendes Schienbein

Diese Beschwerde tritt oft bei Läufern auf. Sie verursacht
Schmerzen auf oder neben dem Schienbein (dem größeren
Knochen des Unterschenkels) bei aktiver Belastung.

Punkte:
Ah Shi-Punkte (empfindliche Punkte der Schmerzzone) MP9 + Ohrpunkt.

● Rehabilitation
Sie müssen mit 6–8 Wochen Zeit bis zur Ausheilung
rechnen. Setzen Sie mit der Übung aus, die das Leiden
verursacht hat. Es empfiehlt sich, stoßdämpfende Einlegesohlen zu tragen.

━━━━━▶ = Richtung der Akupressur-Massage

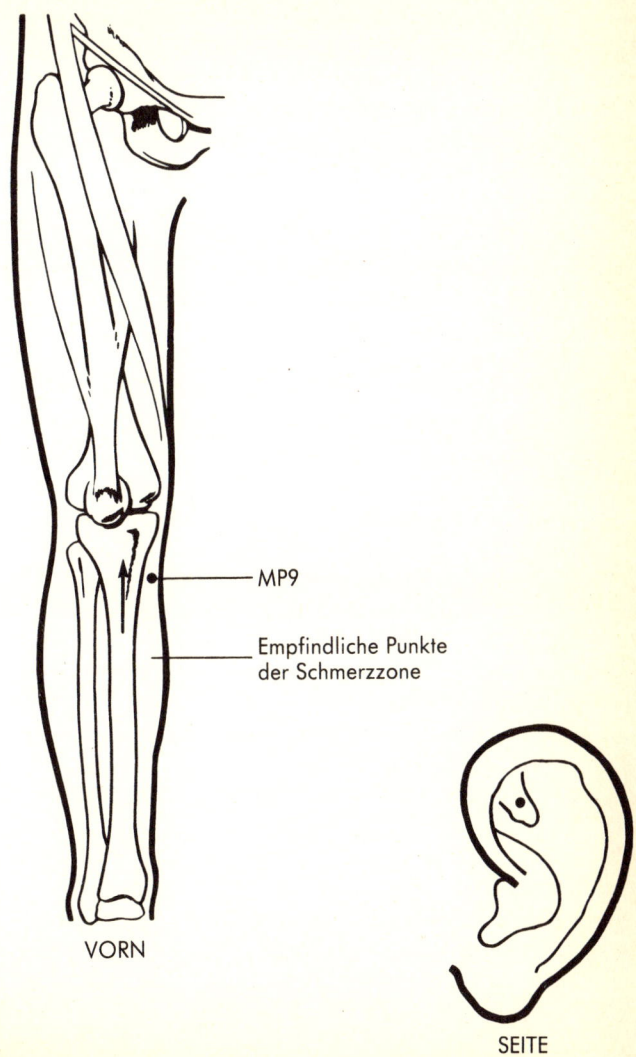

MP9

Empfindliche Punkte
der Schmerzzone

VORN

SEITE

Muskelzerrungen der Wade

Zu einer Verletzung kann es durch Übermüdung kommen, zum Beispiel wegen ungenügender Erwärmung oder während der letzten Minuten eines anstrengenden Spiels. Plötzliche Richtungsänderungen wie bei Tennis und Squash können auch zu diesen Verletzungen führen sowie unmittelbare Gewalteinwirkung, z. B. ein Tritt.

Punkte:
B40, B57, Ah Shi-Punkte (empfindliche Punkte der Schmerzzone) + Ohrpunkt.

● Rehabilitation:
Diese Übungen sollten in der nachstehenden Aufeinanderfolge durchgeführt werden in gleichem Maße, wie der Schmerz nachläßt.

1. Sie liegen auf einem Sofa oder auf dem Boden, die Beine im rechten Winkel erhoben. Stoßen Sie die Füße weg und lassen Sie sie wieder in die Ausgangsposition zurückkehren.
2. Sie sitzen auf einem Stuhl, die Füße flach auf dem Boden. Heben Sie die Fersen an und senken Sie sie wieder.
3. Mit den Händen auf einer Tischplatte abstützen, sich auf die Zehen erheben und in die Ausgangsstellung zurückkehren. Die Arme übernehmen das Körpergewicht.
4. Sie stehen frei und wippen auf den Zehen auf und ab.
5. Sie wippen auf den Zehen nur eines Fußes auf und ab.

Streckübung
Sie stehen mit dem Gesicht zur Wand, gegen die Sie sich mit beiden Händen abstützen. Gehen Sie langsam rückwärts, wobei die Hände gegen die Wand gestützt bleiben und achten Sie darauf, daß die Fersen am Boden bleiben.

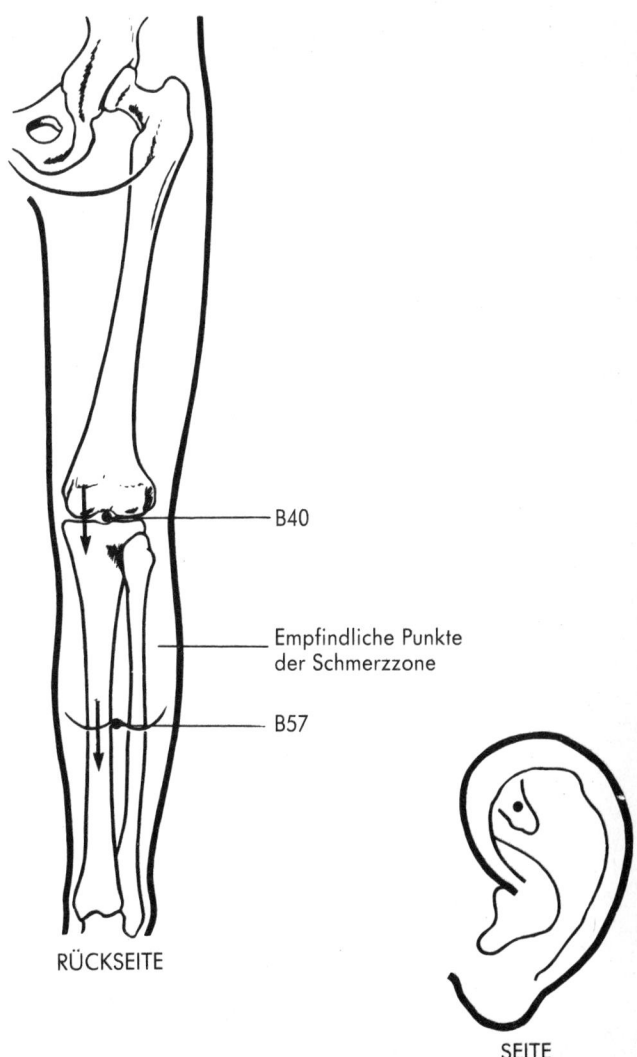

➤ = Richtung der Akupressur-Massage

B40

Empfindliche Punkte
der Schmerzzone

B57

RÜCKSEITE

SEITE

Achillessehnenentzündung

Die Sehne schmerzt oft schon bei Berührung. Jedenfalls ist Akupressur bei einer angerissenen oder gerissenen Achillessehne nicht die geeignete Therapie; hier ist Behandlung durch einen Orthopäden erforderlich.

Punkte:
Ah Shi-Punkte (empfindliche Punkte der Schmerzzone) + Ohrpunkt.

● **Rehabilitation:**
Diese Übungen sollten in der nachstehenden Aufeinanderfolge durchgeführt werden in gleichem Maße, wie der Schmerz nachläßt.

1. Sie liegen auf einem Sofa oder auf dem Boden, die Beine im rechten Winkel erhoben. Stoßen Sie die Füße weg und lassen Sie sie wieder in die Ausgangsposition zurückkehren.
2. Sie sitzen auf einem Stuhl, die Füße flach auf dem Boden. Heben Sie die Fersen an und senken Sie sie wieder.
3. Sie stützen sich mit den Händen auf einer Tischplatte ab, erheben sich auf die Zehen und kehren in die Ausgangsstellung zurück. Die Arme übernehmen das Körpergewicht.
4. Sie stehen frei und wippen auf den Zehen auf und ab.
5. Sie wippen auf den Zehen nur eines Fußes auf und ab.

Streckübung
Sie stehen mit dem Gesicht zur Wand, gegen die Sie sich mit beiden Händen abstützen. Gehen Sie langsam rückwärts, wobei die Hände gegen die Wand gestützt bleiben und achten Sie darauf, daß die Fersen am Boden bleiben.

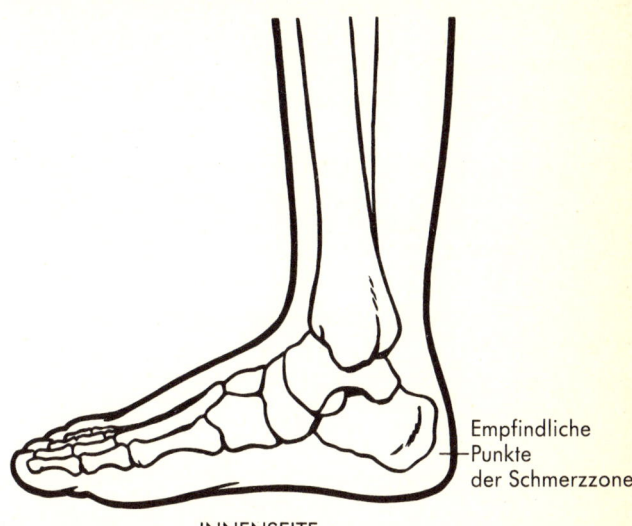

➤ = Richtung der Akupressur-Massage

Empfindliche
Punkte
der Schmerzzone

INNENSEITE

SEITE

Muskelkrampf in den Beinen

Die häufigsten Gründe für Muskelkrampf in den Beinen
sind zu enge Kleidungsstücke wie z. B. Socken mit Gummi-
zug, Erschöpfung oder ungewohnte Beanspruchung der
Muskulatur sowie Salzmangel und Dehydration (übermäßi-
ger Flüssigkeitsverlust). Handelt es sich um ein zu enges
Kleidungsstück, so lockern Sie es. Bei Salzmangel und
Dehydration trinken Sie eine Salzlösung in einem Glas
Wasser. Bei Erschöpfung oder ungewohnter Beanspruchung wenden Sie Akupressur an.

Punkte:

B40, B57, Ah Shi-Punkte (empfindliche Punkte der
Schmerzzone) + Ohrpunkt. Krampf in anderen Körpertei-
len begegnet man durch Akupressur der Ah Shi-Punkte.

——→ = Richtung der Akupressur-Massage

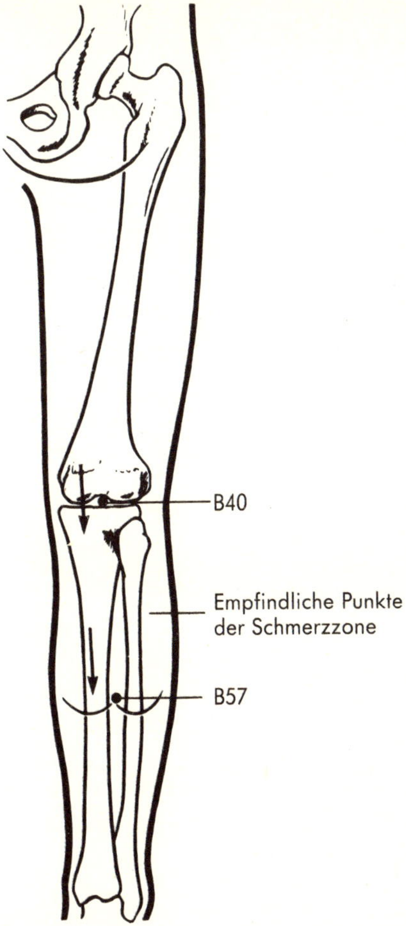

B40

Empfindliche Punkte
der Schmerzzone

B57

RÜCKSEITE

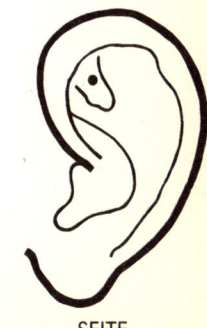

SEITE

Verletzungen des Fußgelenks

Verstauchungen des Fußgelenks werden oft durch eine forcierte Seitwärtsbewegung zur Innen- oder Außenseite des Fußgelenks verursacht. Die seitlichen Bänder der Gelenkkapsel können überdehnt werden oder reißen, wobei es zu inneren und äußeren Blutungen kommen kann.

Punkte:
   M41, MP5, G40 + Ohrpunkt.

● Rehabilitation:
   Die folgenden Übungen sollten aufeinander aufbauend durchgeführt werden im gleichen Maße, wie der Schmerz nachläßt.

1.   Sie sitzen und halten das Bein hoch. a) Strecken und beugen Sie die Zehen, b) Drehen Sie den Fuß einwärts und auswärts, c) Beschreiben Sie Kreise mit dem Fuß.
2.   Sie sitzen auf einem Stuhl, die Füße flach auf dem Boden. Heben Sie die Fersen vom Boden und kehren Sie in die Ausgangsposition zurück.
3.   Sie stützen sich im Stehen mit den Händen auf einem Tisch ab. Nun heben und senken Sie die Fersen.
4.   Freistehend heben und senken Sie die Fersen.

Gleichgewicht
   Fußgelenksverletzungen bewirken einen vorüberge-henden Gleichgewichtsverlust; daher ist eine Neuorientie-rung erforderlich.
1.   Sie balancieren auf dem verletzten Bein und versuchen, eine Minute lang in dieser Stellung zu bleiben. Wenn Ihnen das gelungen ist, versuchen Sie es noch einmal mit geschlos-senen Augen.
2.   Stehen Sie auf die Zehen des verletzten Beins und versuchen Sie, 30 Sekunden in dieser Stellung zu bleiben.

━━━━▶ = Richtung der Akupressur-Massage

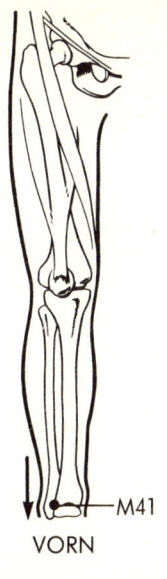

VORN

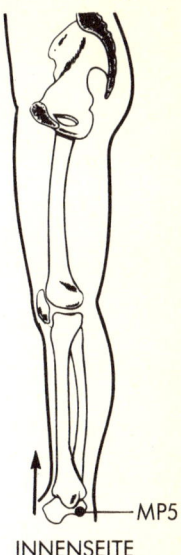

INNENSEITE

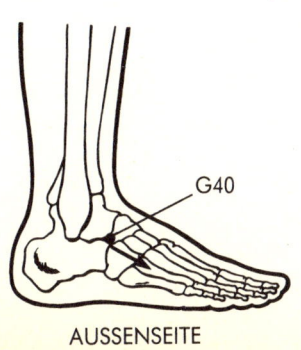

AUSSENSEITE

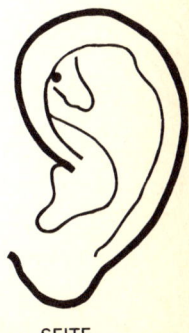

SEITE

Fußverletzungen

Fersenprellungen

Schmerzen unter der Ferse rühren oft von einfachen Prellungen her, die beim Landen nach Hochsprung oder Über-
springen einer Hürde entstehen können.

Punkte:
  Ah Shi-Punkte (empfindliche Punkte der Schmerzzone) + Ohrpunkt.

● Rehabilitation:
  Setzen Sie mit dem Sport oder der Übung aus, die die
Verletzung bewirkt haben.
  Tragen Sie in allen Schuhen stoßdämpfende Fersen-
kissen.

➡ = Richtung der Akupressur-Massage

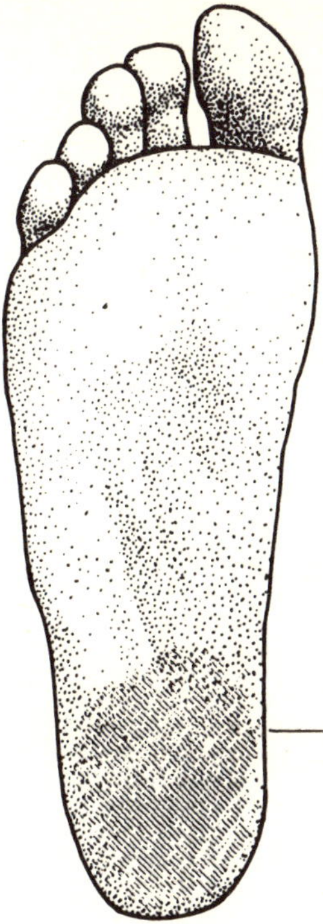

Empfindliche Punkte
der Schmerzzone

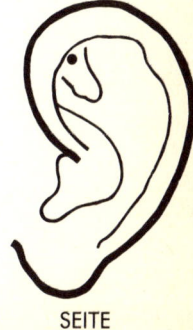

SEITE

Entzündung der Plantaraponeurose
(Schmerzende Fußsohlen)

Es handelt sich hierbei um Schmerzen in der Fußsohle durch
Entzündung der Plantaraponeurose, einer dicken Sehnen-
platte, welche die Ferse mit dem Mittelfußgewölbe am
vorderen Teil des Fußes verbindet. Diese Schmerzen treten
meistens bei Sportarten auf, bei denen man auf harten
Böden auftritt oder rennt. Akupressur ist sehr geeignet zur
Behandlung dieses Leidens. Die Methode zur Behandlung
der Plantaraponeurose ist dieselbe wie zur Behandlung von
Hartspann der Füße, einer häufiger auftretenden Sportverletzung.

Punkte:

Ah Shi-Punkte (empfindliche Punkte der Schmerzzone) + Ohrpunkt.

● Rehabilitation:

Setzen Sie mit dem Sport oder der Übung aus, die das
Problem verursacht hat.

Es empfiehlt sich, stoßdämpfende Einlegesohlen zu
tragen.

Verwenden Sie zusätzlich Schaumgummi, um das Fußgewölbe abzustützen.

→ = Richtung der Akupressur-Massage

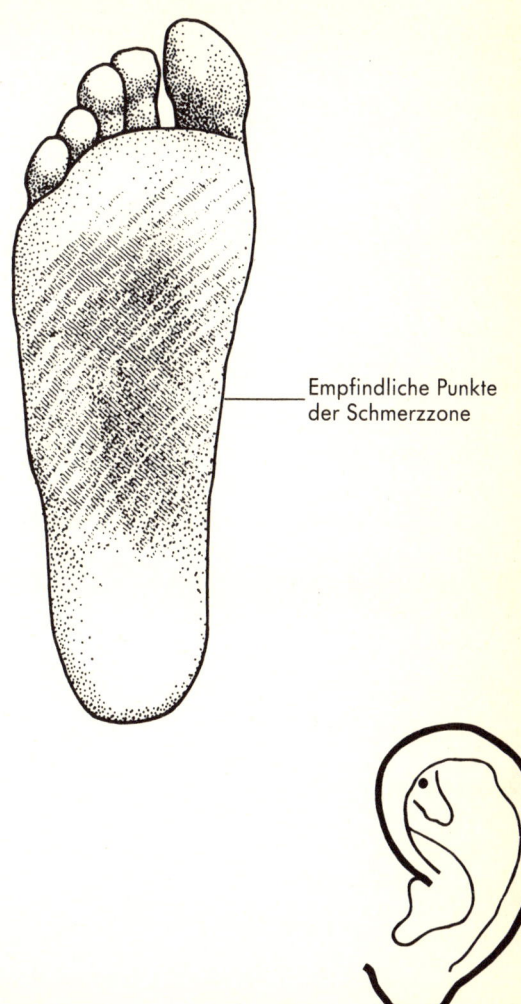

Empfindliche Punkte
der Schmerzzone

SEITE

Mittelfußschmerz (Metatarsalgie)

Es handelt sich um Schmerzen unter den Fußballen, wobei die Bänder der Köpfchen der Mittelfußknochen auf Höhe der Zehengelenke überbeansprucht werden. Betroffen sind vor allem Personen, die viel bei der Arbeit stehen müssen; doch werden diese Schmerzen auch durch Rennen oder Springen auf harten Böden oder durch Laufen in Schuhen mit harten Sohlen verursacht. Tragen Sie geeignetes Schuhwerk. Stützeinlagen für das Fußgewölbe sind unerläßlich.

Punkte:

Extrapunkte plus Ah Shi-Punkte (empfindliche Punkte der Schmerzzone) + Ohrpunkt.

● Rehabilitation:

Setzen Sie mit dem Sport oder der Übung aus, die das Problem verursacht haben.

Es empfiehlt sich, stoßdämpfende Einlegesohlen zu tragen.

Eine Mittelfußstütze aus Schaumgummi oder Filz, wie man sie z. B. in der Drogerie erhält, kann zur Schmerzlinderung beitragen.

———➤ = Richtung der Akupressur-Massage

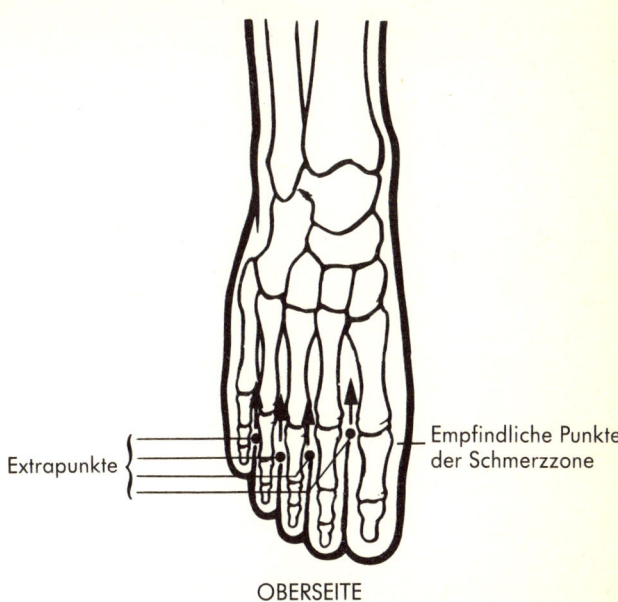

Extrapunkte { ——— Empfindliche Punkte
der Schmerzzone

OBERSEITE

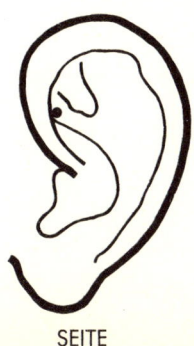

SEITE

Hallux Valgus («Überbein»):

Es handelt sich um Schmerzen im Gelenk der großen Zehe, die oft bei älteren Sportlern auftreten. Jahrelanges Tragen von zu engem Schuhwerk verursacht Schwellungen des Gelenkes an der Wurzel der großen Zehe. Auf diese Schwellung folgt oft eine Abweichung des Gelenks, das sich von seiner ursprünglich geraden Ausrichtung seitwärts nach außen zur Fußinnenkante verschiebt, die charakteristische Deformation des Hallux Valgus.

Punkte:

Le3, Ah Shi-Punkte (empfindliche Punkte der Schmerzzone) + Ohrpunkt.

● **Rehabilitation:**

Es empfiehlt sich, in allen Schuhen stoßdämpfende Einlegesohlen zu tragen.

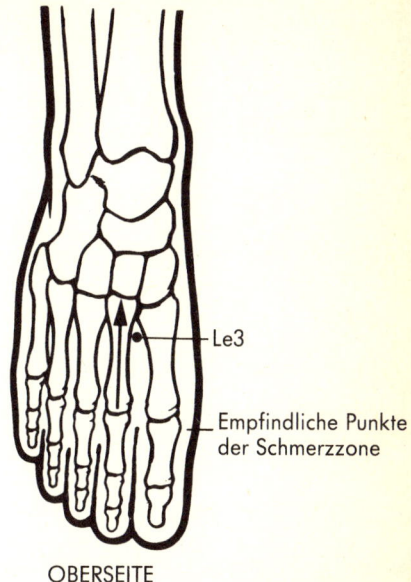

= Richtung der Akupressur-Massage

Le3

Empfindliche Punkte
der Schmerzzone

OBERSEITE

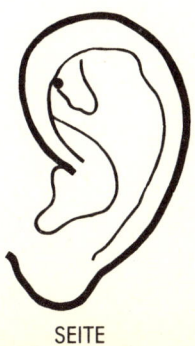

SEITE

Index